El libro de cocina con espirulina: aumente su salud y energía con la espirulina

100 recetas deliciosas y nutritivas con superalimentos de la naturaleza

Emilio Carrasco

© **Todos los derechos reservados.**

Descargo de responsabilidad

La información contenida en este libro electrónico está destinada a servir como una colección completa de estrategias sobre las que el autor de este libro electrónico ha investigado. Los resúmenes, estrategias, consejos y trucos son solo recomendaciones del autor, y leer este libro electrónico no garantiza que los resultados de uno reflejen exactamente los resultados del autor. El autor del eBook ha realizado todos los esfuerzos razonables para brindar información actualizada y precisa a los lectores del eBook. El autor y sus asociados no se hacen responsables de cualquier error u omisión no intencional que pueda encontrarse. El material del eBook puede incluir información de terceros. Los materiales de terceros incluyen opiniones expresadas por sus propietarios. Como tal, el autor del libro electrónico no asume responsabilidad alguna por ningún material u opiniones de terceros. Ya sea debido a la progresión de Internet o a los cambios imprevistos en la política de la empresa y las pautas de envío editorial, lo que se establece como un hecho en el momento de escribir este artículo puede quedar obsoleto o inaplicable más adelante.

El libro electrónico tiene derechos de autor © 2023 con todos los derechos reservados. Es ilegal redistribuir, copiar o crear trabajos derivados de este libro electrónico en su totalidad o en parte. Ninguna parte de este informe puede ser reproducida o retransmitida de ninguna forma sin el permiso expreso por escrito y firmado del autor.

TABLA DE CONTENIDO

TABLA DE CONTENIDO..3
INTRODUCCIÓN..8
DESAYUNO..9
1. Latte de espirulina azul..10
2. Cuenco de espirulina azul océano...........................12
3. Tortitas De Espirulina Azul.....................................14
4. Avena con arándanos y espirulina durante la noche.......16
5. Tortitas de monstruo verde.....................................18
6. Parfait crudo con leche de espirulina.....................21
7. Huevos del diablo verde...23
8. Polvo de espirulina papilla saludable.....................25
9. Tostada de desayuno con espirulina......................27
10. Panqueques De Espirulina....................................29
11. Café con espirulina Dalgona................................32
12. bollos en espiral..34
13. Budín de espirulina y semillas de chía................36
14. Tortillas De Espirulina Y Azafrán.......................38
15. Leche de espirulina..41
APERITIVOS...43
16. Bolas de felicidad de coco de espirulina azul aguamarina
....44
17. Barras Bounty de espirulina azul.........................46
18. Bolas de Spirulina Avellana................................48
19. palomitas de espirulina..50

20. Barritas de Espirulina de Pulpa de Almendras............52
21. Bocaditos de proteína de espirulina............54
22. Rollos de verano de espirulina............57
23. Magdalenas De Espirulina............59
24. espirulina Rosquillas glaseadas _ _............62
25. Mochi de maní con espirulina............65
26. Muffins de arándanos y espirulina............68
27. Barras De Granola De Espirulina............71
28. De Espirulina Lima............73
29. Spirulina Almond Crescent s............76
PLATO PRINCIPAL............79
30. Pasta de sirena............80
31. Tacos De Maíz De Pescado Con Arroz Azul De Espirulina Y Crema............82
32. Risotto Azul con Pescado Blanco............85
33. Sea Brim con Arroz y Spirulina............88
34. Arroz frito vegetal con espirulina............90
35. Albóndigas De Espirulina............92
ENSALADA............95
36. Ensalada De Mar De Espirulina............96
37. Ensalada De Fideos De Calabacín Y Espirulina............99
38. Ensalada de col rizada, manzana y pecanas con aderezo de espirulina............101
39. Ensalada De Espirulina Y Espinacas............103
40. Ensalada De Espirulina Tofu............105
SOPAS Y GUISADOS............107
41. Sopa de guisantes con espirulina............108

42. Sopa de coco y espirulina...110
43. Crema De Espirulina De Coliflor....................................113
44. Sopa cremosa de romanesco con kale y espirulina.......115
45. Crema de calabaza y jengibre con topping de espirulina
....117
POSTRE...119
46. Pudín de chía azul..120
47. Paletas De Espirulina..122
48. Tarta de queso con coco y espirulina azul y frambuesa
....124
49. Helado De Espirulina..127
50. Galletas saludables de espirulina....................................129
51. Tarta de queso con espirulina sin horno.......................131
52. Cestas De Merengue De Espirulina.................................134
53. Helado De Espirulina..137
54. Tarta De Crepas De Espirulina...139
55. espirulina paletas de coco...142
56. Parfait de espirulina y arándanos...................................144
57. Pastel Pandan De Espirulina...146
58. Bundt de mármol de espirulina..149
59. Crema agradable de plátano y espirulina.....................152
60. de la espirulina y la frambuesa.......................................154
61. Trufas De Espirulina...157
62. Fudge de té de espirulina..159
63. Crema De Calabaza De Espirulina...................................161
64. Crema agradable de aguacate y espirulina..................163
65. espirulina Copas de bayas...165

66. espirulina Bolas de coco..167
AUCES..169
67. humus de espirulina..170
68. Dip de espirulina y guacamole......................................172
69. pesto de espirulina...174
70. Paté de espirulina..176
71. Salsa Fresca y Espirulina..178
72. Aderezo para ensaladas de espirulina.........................180
BATIDOS Y CÓCTELES...182
73. limonada de sirena..183
74. Tazón de batido azul...185
75. Limonada de jengibre con espirulina azul..................187
76. Cóctel de kéfir de tequila y coco..................................189
77. Acai Berry Espirulina Kombucha................................191
78. Batido De Yogur De Espirulina...................................193
79. Limonada Proteica De Espirulina...............................195
80. Jugo De Fruta Y Cilantro...197
81. Repollo Y Jugo De Naranja...199
82. Batido De Papaya Y Espirulina...................................201
83. Mora Virgen Paloma _...203
84. Espirulina Manzanilla Kéfir..205
85. Latte de té de espirulina...207
86. Batido de bayas de coco verde.....................................209
87. Batido De Papaya Y Espirulina...................................211
88. Batido De Espirulina Y Aguacate................................213
89. Batido de espirulina de puerros...................................215
90. Batido De Cacao Y Espirulina.....................................217

91. batido de espirulina..219
92. Espirulina y jengibre batidos...................................221
93. Limonada De Espirulina..223
94. Batido de chispas de chocolate y menta....................225
95. Batido de aguacate , espirulina y vainilla..................227
96. Espirulina Y Coco..229
97. de espirulina y fresa...231
98. Batido De Yogur De Espirulina................................233
99. Batido de frutas de espirulina..................................235
100. Leche de espirulina verde azulada..........................237
CONCLUSIÓN..239

INTRODUCCIÓN

Este libro de cocina es su guía definitiva para incorporar fácilmente la espirulina a su dieta. La espirulina es un alga azul verdosa repleta de nutrientes y tiene numerosos beneficios para la salud, como aumentar la energía, mejorar la digestión y reducir la inflamación. En este recetario encontrarás una amplia gama de recetas que utilizan la espirulina como ingrediente principal, desde batidos y ensaladas hasta platos principales y postres. Tanto si eres un consumidor experimentado de espirulina como si acabas de empezar, este libro de cocina tiene algo para todos.

Con más de 50 recetas, aprenderá cómo preparar comidas deliciosas y nutritivas que lo ayudarán a sentirse mejor. Cada receta incluye instrucciones detalladas e información nutricional, para que pueda realizar fácilmente un seguimiento de su ingesta de este superalimento. Además, el libro incluye información sobre los beneficios de la espirulina, cómo elegirla y almacenarla, y consejos para incorporarla a tu rutina diaria.

Beneficios para la salud de la espirulina:
- Reduce el colesterol/lípidos en sangre
- Alto en vitaminas B, betacaroteno y hierro.
- Puede estimular la producción de anticuerpos
- Antiinflamatorio
- Antioxidante
- Ayudas en la pérdida de peso

DESAYUNO

1. Latte de espirulina azul

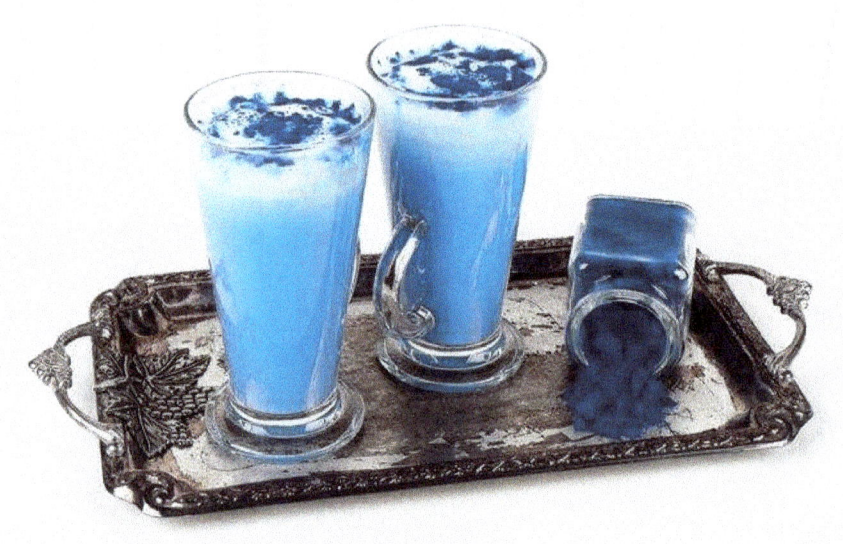

Hace: 1

INGREDIENTES:
- ½ cucharadita de espirulina azul
- Una pizca de cardamomo molido
- Una pizca de canela de Ceilán
- Una pizca de jengibre molido
- vainilla bourbon
- Sirope de agave al gusto
- Leche tibia de almendras
- Crema batida vegana, para servir

INSTRUCCIONES:
a) Agregue el polvo de espirulina azul y las especias en una taza grande
b) Vierta una pequeña cantidad de la leche de almendras tibia sobre el polvo de espirulina azul y bata
c) Agregue el sirope de agave y el resto de la leche de almendras tibia y batiendo hasta que el polvo se disuelva por completo.
d) ¡Sirve con crema batida vegana!

2. Cuenco de espirulina azul océano

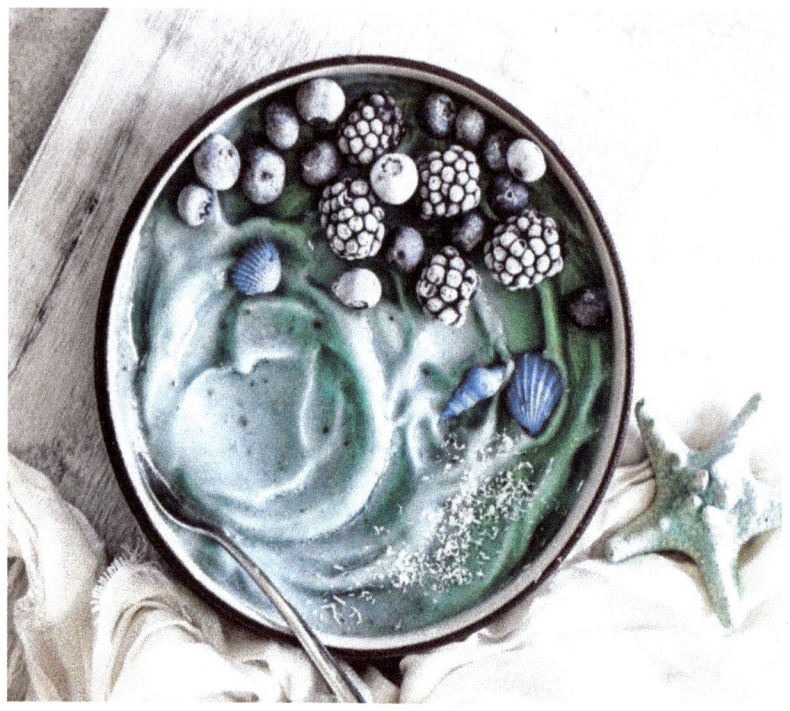

Hace: 1

INGREDIENTES:
- 2 plátanos congelados
- una cantidad muy pequeña de The Organic LAB Blue Spirulina Powder
- un chorrito de leche vegetal
- Bayas, para decorar

INSTRUCCIONES:
a) Mezcle todos los ingredientes en una licuadora de alta potencia hasta que estén completamente suaves.

b) Adorne la parte superior con fruta fresca y forme conchas marinas con chocolate blanco derretido usando moldes de chocolate.

3. Tortitas De Espirulina Azul

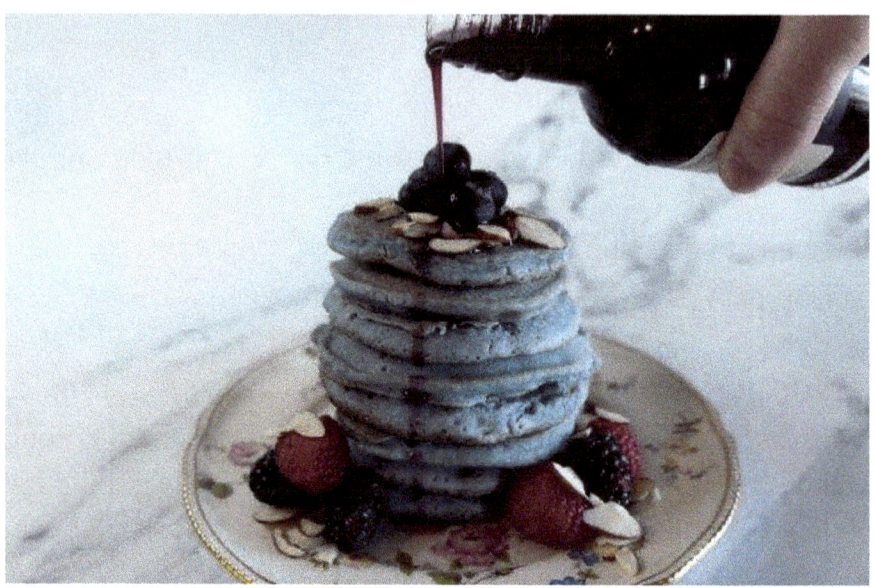

Hace: 1

INGREDIENTES:
- 100 g de harina
- 150 ml de agua o leche de almendras
- 2 cucharaditas de espirulina azul
- ½ cucharadita de canela orgánica
- 1 cucharadita de polvo de hornear
- Stevia con vainilla
- Un poco de aceite de coco orgánico para la sartén.

INSTRUCCIONES:

a) Comience a mezclar los ingredientes secos y luego agregue agua/leche de almendras y edulcorante. Voltee una vez que aparezcan pequeñas burbujas.

b) Apila tus panqueques con rodajas de plátano maduro orgánico en el medio.

c) ¡Cubra con sus ingredientes y disfrute!

4. Avena con arándanos y espirulina durante la noche

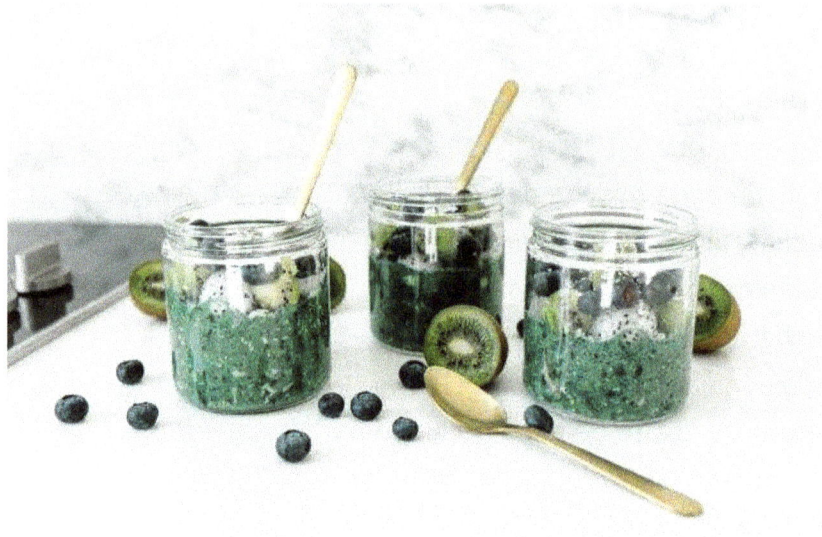

Hace: 1

INGREDIENTES:
- ½ taza de avena
- 1 cucharada de coco rallado
- ⅛ cucharaditas de canela
- ½ cucharadita de espirulina
- ½ taza de leche vegetal
- 1 ½ cucharadas de yogur vegetal
- ¼ taza de arándanos congelados
- 1 cucharadita de semillas de cáñamo opcional
- 1 kiwi, en rodajas

INSTRUCCIONES:
a) En un frasco o tazón agregue la avena, el coco rallado, la canela y la espirulina.
b) Añade la leche vegetal y el yogur de coco o natural.
c) Agregue los arándanos congelados y el kiwi encima. Refrigere durante la noche, o al menos durante una hora o más.

5. Tortitas de monstruo verde

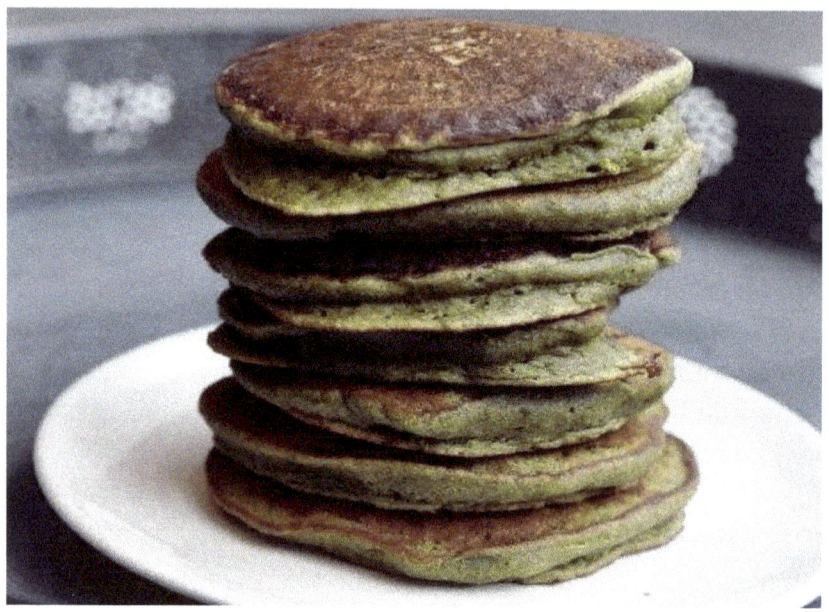

Rinde: 4 porciones

INGREDIENTES:
- 1½ tazas de harina de espelta
- 2 cucharadas de polvo de cáñamo
- 1 cucharada de espirulina en polvo
- 1½ cucharaditas de polvo de hornear
- 1 cucharadita de bicarbonato de sodio
- ½ cucharadita de sal
- 2 cucharadas de aceite de coco, derretido
- 1½ cucharadas de miel
- 1 cucharada de extracto de vainilla
- 2 huevos grandes, batidos
- ¼ taza de leche de coco entera enlatada
- 1¼ tazas de kéfir simple

INSTRUCCIONES:

a) Agregue la harina de espelta, el polvo de cáñamo, el polvo de espirulina, el polvo de hornear, el bicarbonato de sodio y la sal en un tazón y mezcle para combinar.

b) En otro tazón, mezcle el aceite de coco, la miel, la vainilla, los huevos, la leche de coco y el kéfir hasta que estén bien combinados. El aceite de coco derretido puede endurecerse cuando se combina con ingredientes más fríos, por lo que puedes calentar ligeramente el kéfir para ayudar a evitar que esto suceda si lo deseas.

c) Agregue los ingredientes húmedos a los ingredientes secos y mezcle hasta que estén bien combinados.

d) Deja reposar la masa de 2 a 3 minutos. Esto permite que todos los ingredientes se unan y le da a la masa una mejor consistencia.

e) Rocíe generosamente una sartén o plancha antiadherente con aceite vegetal y caliente a fuego medio.

f) Una vez que la sartén esté caliente, agregue la masa con una taza medidora de ¼ de taza y vierta la masa en la sartén para hacer el panqueque. Use la taza de medir para ayudar a dar forma al panqueque.

g) Cocine hasta que los lados parezcan firmes y se formen burbujas en el medio, luego voltee el panqueque.

h) Una vez que la tortita esté cocida por ese lado, retira la tortita del fuego y colócala en un plato.

i) Continúe estos pasos con el resto de la masa.

6. Parfait crudo con leche de espirulina

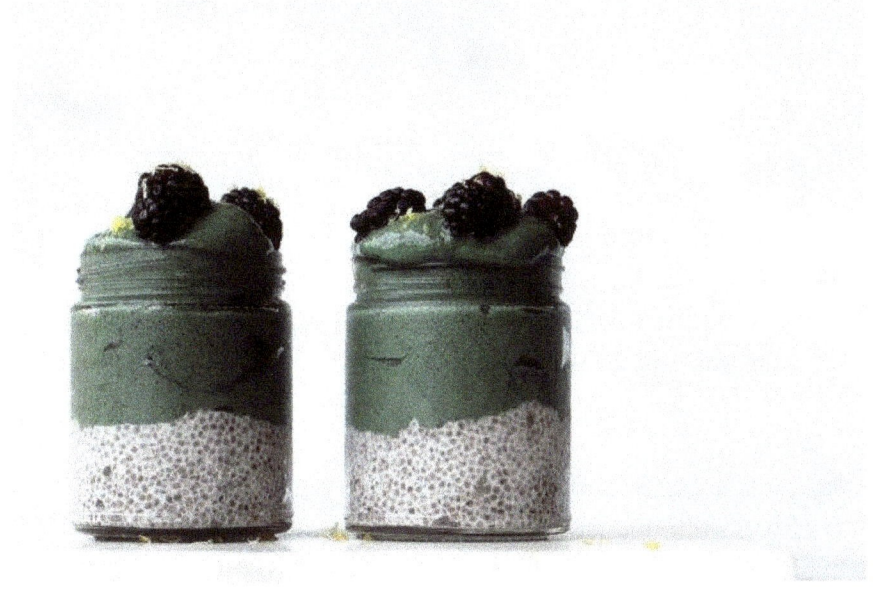

Hace: 1

INGREDIENTES:
SECO
- ½ taza de avena
- 1 cucharada de manzana, seca
- 1 cucharada de almendras, activadas
- 1 cucharada de nibs de cacao dulce
- 1 cucharada de albaricoques, secos, finamente picados
- ½ cucharadita de vainilla en polvo
- 1 cucharada de maca en polvo

LÍQUIDO
- 1 taza, leche de marañón
- 1 cucharada de espirulina en polvo
- 2 cucharadas de semillas de calabaza, molidas

INSTRUCCIONES:
a) En un tarro de albañil, agregue y cubra la avena, las manzanas, las almendras y los albaricoques y cubra con semillas de cacao.
b) Luego coloque la leche de anacardo, la espirulina y las semillas de calabaza en una licuadora y pulse a velocidad alta durante un minuto.
c) Vierta la leche terminada sobre los ingredientes secos y disfrute.

7. Huevos del diablo verde

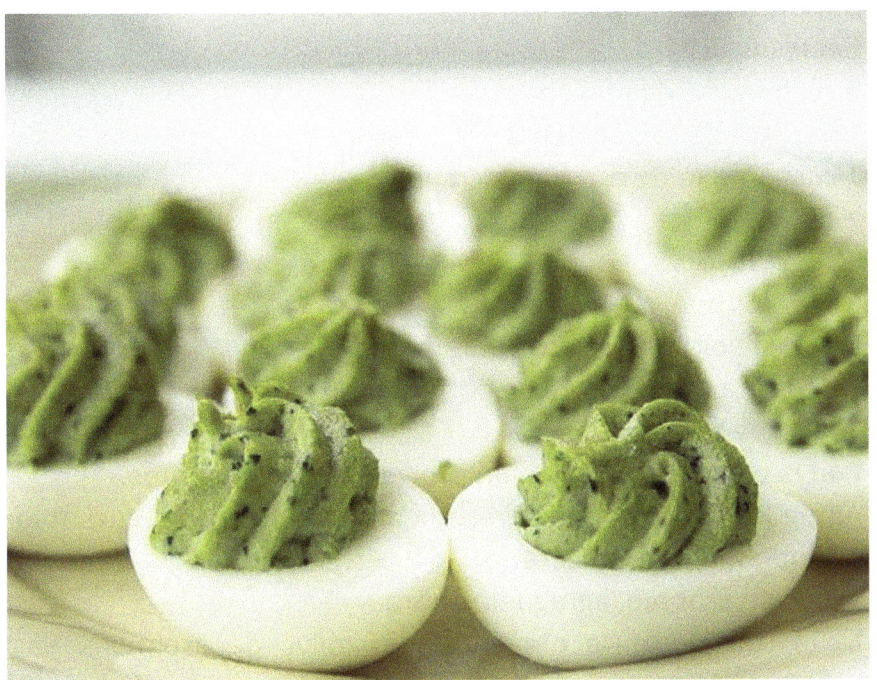

Hace: 3

INGREDIENTES:
- 6 huevos
- 2 cucharadas de mayonesa
- Una pizca de sal, pimienta y pimentón
- 1 cucharadita de espirulina en polvo

INSTRUCCIONES:
a) Hervir los huevos.
b) Enjuáguelos con agua fría para enfriarlos.
c) Pela los huevos y córtalos por la mitad a lo largo asegurándote de mantener la clara intacta.
d) Pon la yema de huevo en un procesador de alimentos.
e) Agregue la mayonesa, comenzando con 2 cucharadas agregando más si es necesario.
f) Si decide usar ajo, agréguelo ahora.
g) Licúa con la sal, la pimienta y el polvo de espirulina hasta obtener una pasta uniforme.
h) Vuelva a colocar la yema en el centro de las claras de huevo.
i) Espolvorea ligeramente con pimentón para darle más color.

8. Polvo de espirulina papilla saludable

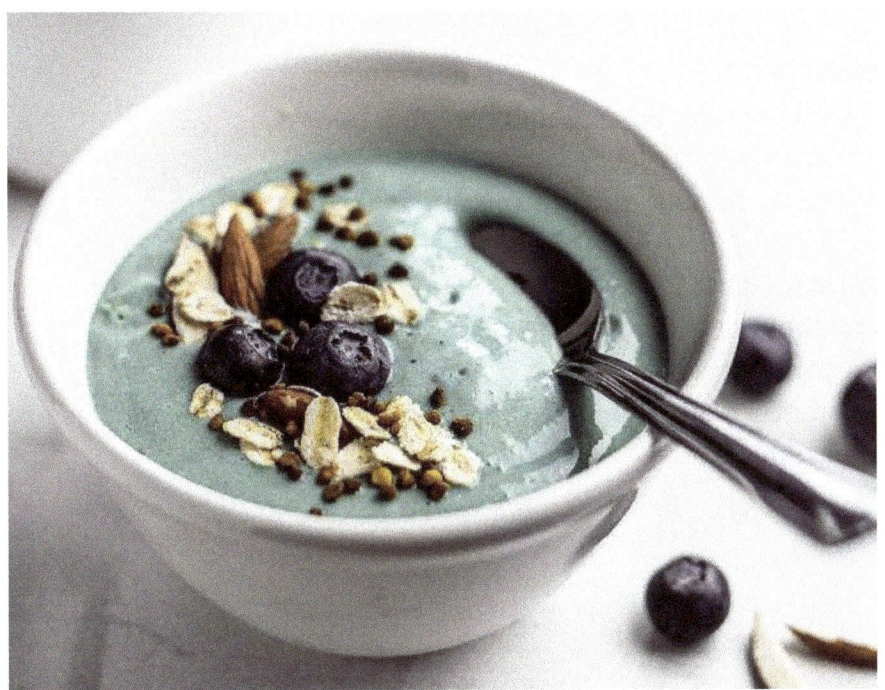

Hace: 1 porción

INGREDIENTES:
- ½ cucharadita de espirulina en polvo
- 1 cucharada de leche
- Algunas semillas para terminar

INSTRUCCIONES:
a) Hacer la papilla con agua y añadir la leche y remover.
b) A continuación, añade la espirulina,
c) Agregue a un tazón para servir y agregue algunas semillas en la parte superior.

9. Tostada de desayuno con espirulina

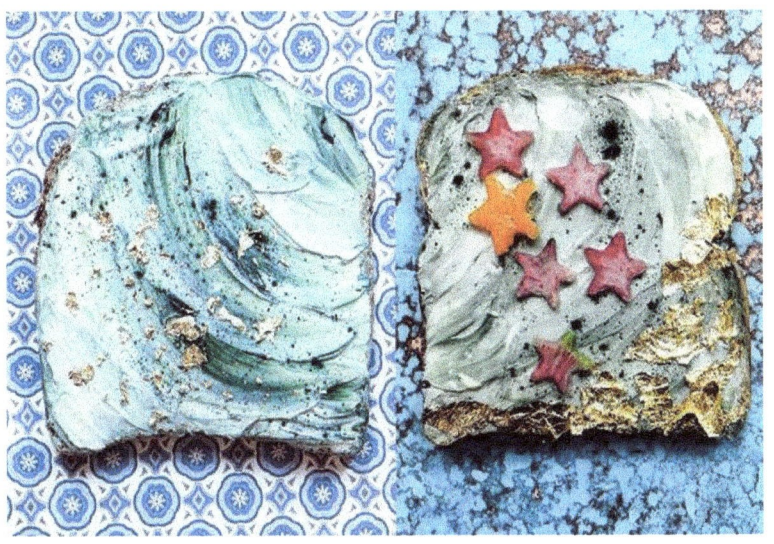

Hace: 1 porción

INGREDIENTES:
- 2 cucharadas de yogur griego
- Jugo de limón al gusto
- 1 cucharadita de espirulina en polvo
- Dos piezas de pan integral

INSTRUCCIONES:
a) Mezcla yogur griego, jugo de limón y espirulina en polvo.
b) Untar sobre dos tostadas
c) Agregue los ingredientes de su elección. Recomendamos huevos duros, atún y aguacate para una comida extra abundante.

10. Panqueques De Espirulina

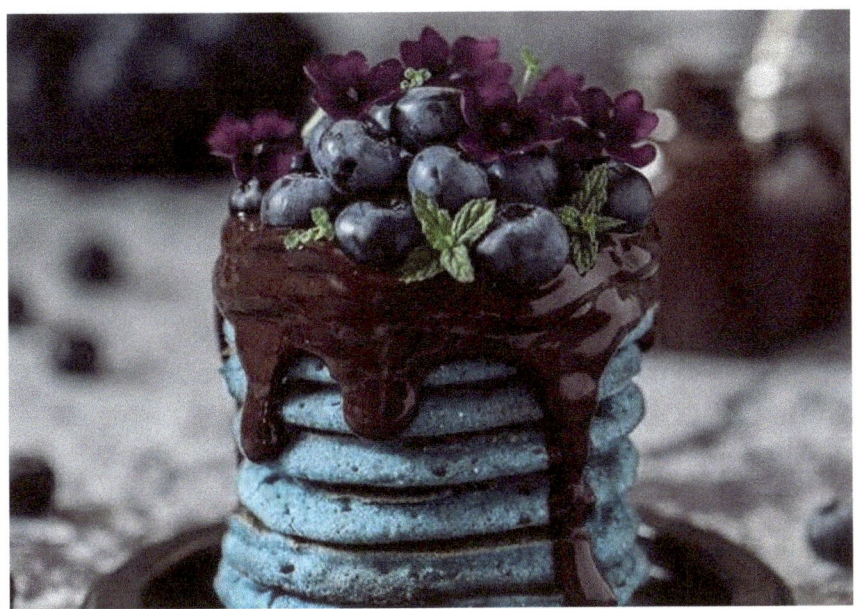

Rinde: 15 panqueques

INGREDIENTES:
PANQUEQUES
- 80 g de harina fina de trigo sarraceno
- 80 g de harina de arroz blanco
- 2 cucharaditas de polvo de hornear
- 2 cucharaditas de espirulina en polvo
- 7 cucharadas de agave
- 160 ml de leche de almendras

SALSA DE CHOCOLATE
- 60 g de crema de coco
- 50 g de chocolate negro
- 1 cucharada de aceite de coco
- 1-2 cucharadas de ágave

ADICIÓN
- menta
- arándanos

INSTRUCCIONES:
PANQUEQUES
a) Coloque la harina de trigo sarraceno, la harina de arroz blanco, el polvo de espirulina y el polvo de hornear en un tazón mediano.
b) Agregue 160 ml de leche de arroz y jarabe de agave, y mezcle brevemente con una batidora de mano hasta que estén bien combinados. Ajustar dulzura.
c) Si la masa es demasiado espesa, agregue 1 cucharada extra de leche de arroz.
d) Cepille la sartén con aceite de coco y precaliéntelo a fuego medio-bajo.
e) Vierta la masa en un círculo pequeño. Cuando los panqueques comiencen a burbujear un poco y el fondo esté ligeramente dorado, voltéelos y cocínelos brevemente por el otro lado.
SALSA DE CHOCOLATE

f) Derrita el chocolate con 1 cucharada de aceite de coco a fuego lento en una olla mediana. Revuelva hasta que quede suave. Deja que se enfríe un poco.

g) Agregue crema de coco, chocolate derretido y agave a la licuadora y mezcle brevemente hasta que quede suave.

h) Sirva los panqueques con salsa de chocolate y cubra con arándanos y hojas de menta.

11. Café con espirulina Dalgona

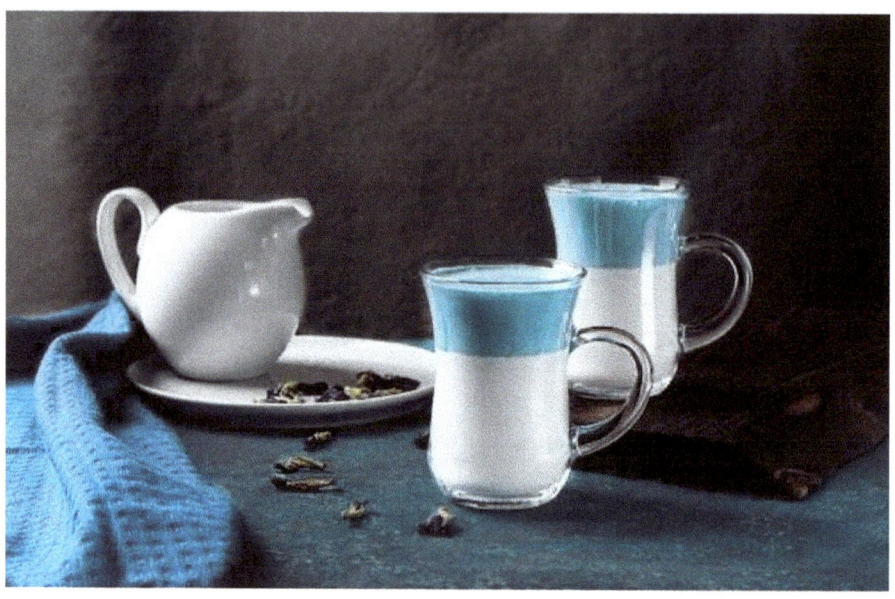

Marcas: 2

INGREDIENTES:
- 2 cucharadas de azúcar
- 2 cucharadas de agua hirviendo
- Líquido de una lata de garbanzos/aquafaba
- 1 cucharadita de espirulina en polvo
- 2 tazas de leche de avena

INSTRUCCIONES:
a) Colar la lata de garbanzos en un bol para utilizar el líquido de la lata.
b) Use una batidora eléctrica de mano para batirlos hasta que queden esponjosos.
c) Mientras tanto hervir agua y verter dos cucharadas en un bol con azúcar y Spirulina en polvo para disolver. Una vez que el aquafaba esté espumoso, agregue el tazón azul de bondad azucarada.
d) Batir hasta que esté espumoso! Ser paciente.
e) Llene dos mini frascos pequeños con leche de avena y hielo y vierta el azul espumoso encima.

12. bollos en espiral

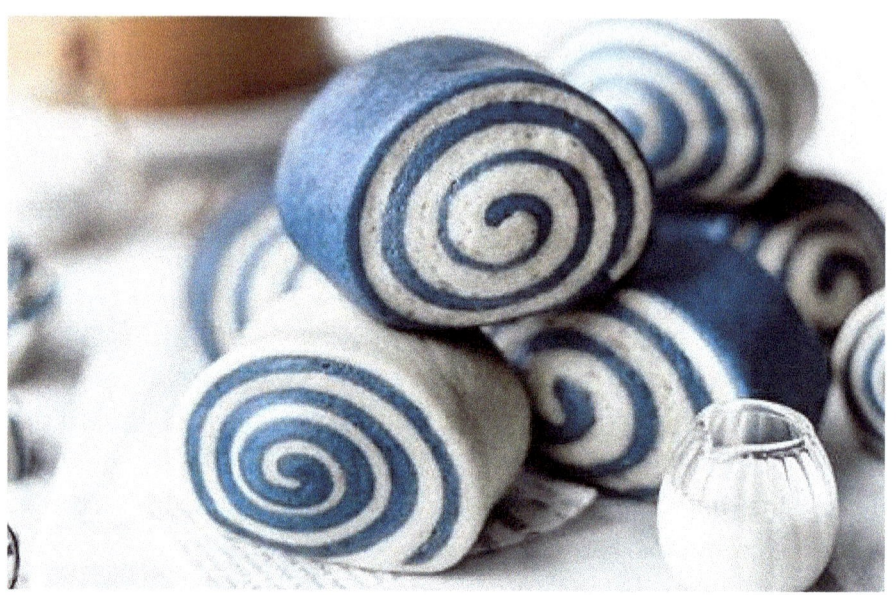

INGREDIENTES:
- 1 ½ tazas de harina para todo uso
- ½ cucharadita de levadura instantánea
- 1 cucharada de azúcar
- ½ taza de leche vegetal
- ½ cucharada de aceite vegetal

SABOR Y COLORANTE:
- 1 cucharadita de Spirulina en polvo, disuelta en 1 cucharadita de leche vegetal

INSTRUCCIONES:
a) En un tazón grande, combine todos los ingredientes secos, agregue el aceite y la leche gradualmente, mezcle hasta formar una masa. Tapar el bol y dejar reposar la masa durante 15 minutos.
b) Divida la masa en 2. Amase la masa normal hasta que quede suave, elástica y brillante. Cubrir con un paño de cocina para evitar que se seque.
c) Agregue la mezcla de polvo de espirulina disuelta a la segunda porción de masa, amase hasta que esté bien incorporada, la masa se vuelva suave, elástica y brillante.
d) Extienda la masa simple sobre papel pergamino, extiéndala en un rectángulo plano y delgado. Dejar de lado.
e) Extienda la masa de espirulina sobre papel pergamino, extiéndala en un rectángulo plano y delgado.
f) Apila suavemente la masa azul sobre la llanura. Use un rodillo para sellar las dos capas. Enrolle suavemente la masa en un tronco. Corte el tronco en aproximadamente 6 piezas iguales y colóquelas en cuadrados de papel pergamino. Cubrir y dejar en un lugar tibio para que suba durante 20 minutos.
g) Cueza al vapor los bollos durante 15 minutos a fuego lento. Servir tibio. ¡Disfrutar!

13. Budín de espirulina y semillas de chía

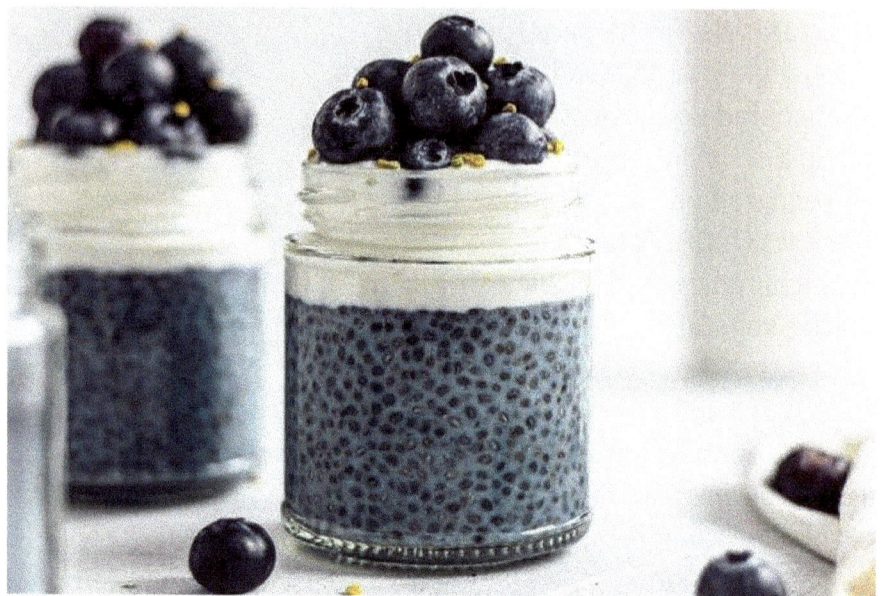

INGREDIENTES
- 2 cucharadas de espirulina en polvo
- 1-½ tazas de leche de almendras, a 200°F
- 1 cucharada de miel o agave
- 4 cucharadas de semillas de chía

SERVIR:
- 1 taza de yogur griego
- puñado de bayas

INSTRUCCIONES:
a) Agregue la leche de almendras caliente a la espirulina y deje reposar durante 3-5 minutos.

b) En un recipiente con tapa, agrega el edulcorante y las semillas de chía.

c) Revuelva para combinar y refrigere durante la noche.

SERVIR:

d) En una taza o tazón pequeño, coloque una capa de yogur griego y los dos pudines de chía diferentes para crear capas de parfait.

e) Adorne con bayas y más miel si lo desea. Servir frío.

14. Tortillas De Espirulina Y Azafrán

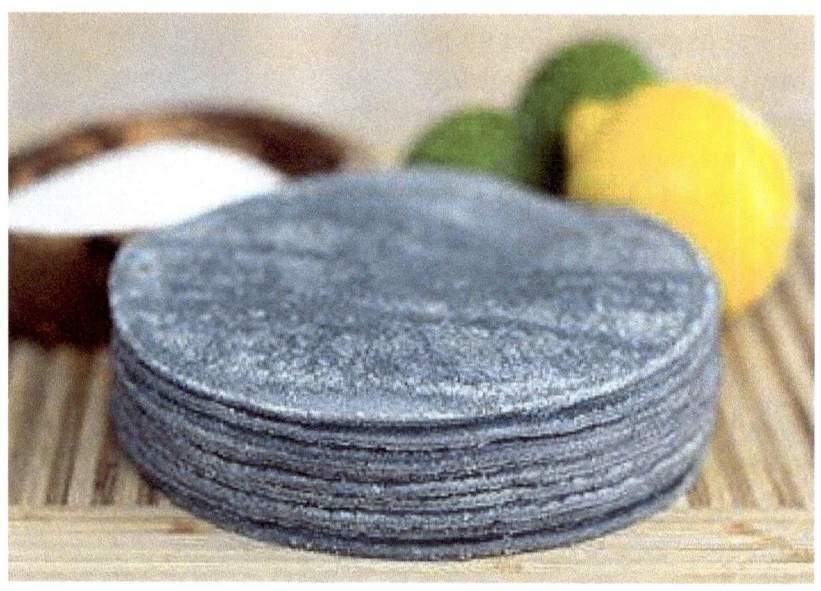

INGREDIENTES
- 2 tazas de harina para todo uso sin blanquear
- ½ cucharadita de sal
- ¼ taza de aceite vegetal
- ⅔ taza de agua hirviendo
- 1 cucharada de espirulina
- 2 pizcas de azafrán

INSTRUCCIONES:

a) Remoja la espirulina en ⅔ de taza de agua hirviendo o el azafrán en ⅔ de taza de agua hirviendo.

b) Cuando el agua se enfríe para calentarse, hacer las tortillas.

c) Combine la harina y la sal juntos. Agregue aceite y mezcle hasta que la mezcla parezca guisantes pequeños.

d) Agregue el agua tibia empapada y mezcle bien, raspando los lados del recipiente. Debe formar una bola.

e) Enharina ligeramente una tabla de cortar y amasa la bola durante aproximadamente un minuto. Luego cubra la bola de masa y deje reposar durante al menos 30 minutos, pero no más de un par de horas.

f) Caliente una plancha para panqueques o un par de sartenes de teflón. Quieres que esté medio caliente. Forme la masa en bolitas.

g) Obviamente, sus marcas variarán según el tamaño que ruede.

h) Aplane una bola de masa con las manos y luego colóquela en una tabla para cortar.

i) Estira hasta el grosor que quieras que tenga tu tortilla.

j) Coloque la tortilla enrollada sobre la superficie caliente de la sartén/plancha y observe cómo se cocina.

k) Usando una espátula, levante la tortilla para ver si está lista. Debe estar dorado en la parte inferior; si lo está, entonces está listo para darle la vuelta y cocinar el otro lado.

l) Cocine ese lado hasta que se dore, retire y ponga en un plato para que se enfríe.

m) Repita con el resto de su masa, y continúe apilándolos uno encima del otro cuando esté completamente cocido.

15. Leche de espirulina

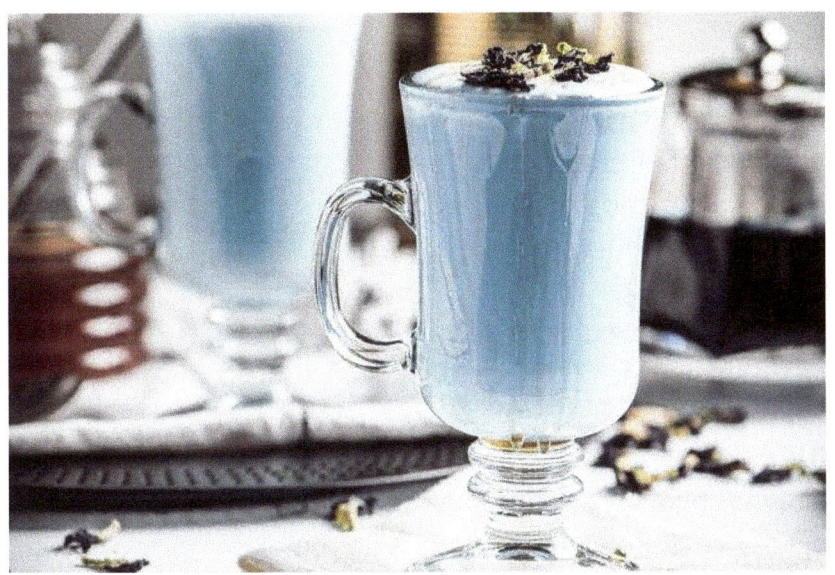

Rinde: 4 porciones

INGREDIENTES:
- 2 cucharadas de espirulina en polvo
- 2 tazas de agua filtrada
- ½ taza de anacardos crudos
- ½ taza de almendras crudas
- 3 dátiles sin hueso
- ½ cucharadita de extracto de vainilla
- pizca de sal marina

INSTRUCCIONES:
a) Remoje los anacardos y las almendras durante al menos 2 horas en el agua y deseche el agua después de remojar.
b) Mezcle todos los ingredientes en una licuadora hasta que quede suave. Enfriar antes de disfrutar.

APERITIVOS

16. Bolas de felicidad de coco de espirulina azul aguamarina

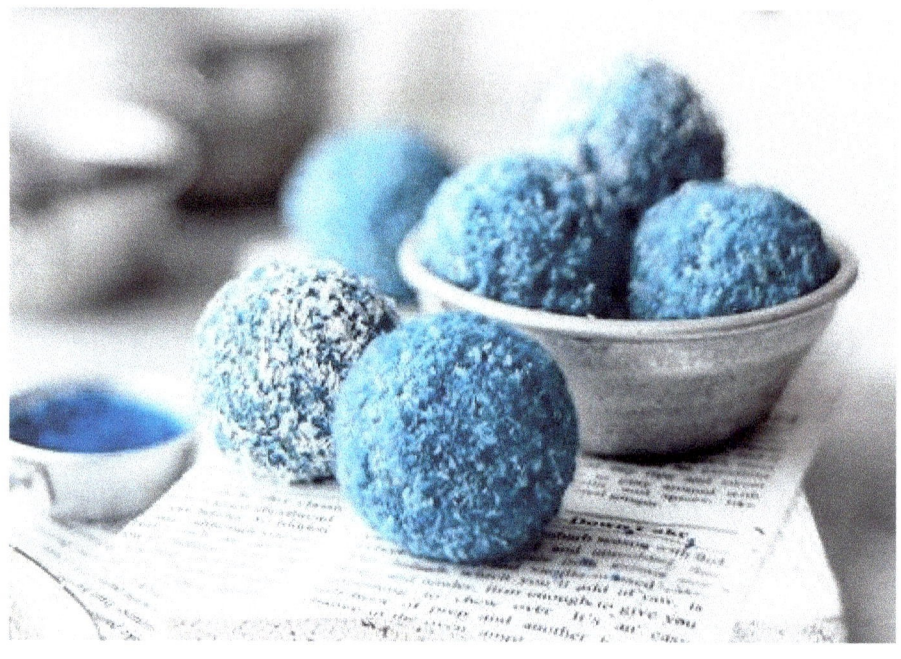

Rinde: 4 porciones

INGREDIENTES:
- ¾ taza de coco deshidratado
- ⅓ taza de harina de coco
- ⅓ taza de dátiles sin hueso, remojados
- 2 cucharaditas de polvo de espirulina azul
- 3 cucharadas de mantequilla de coco
- 3 cucharadas de jarabe de arce
- 1-2 cucharadas de aceite de coco
- Pizca de sal

INSTRUCCIONES:
a) Agregue todos los ingredientes en un procesador de alimentos y pulse.
b) Forme bolas con la mezcla y colóquelas en un plato forrado con pergamino o en una bandeja para hornear.
c) Enrolle las bolas en más coco si lo desea.
d) Congele las barras durante al menos 1-2 horas hasta que cuaje.

17. Barras Bounty de espirulina azul

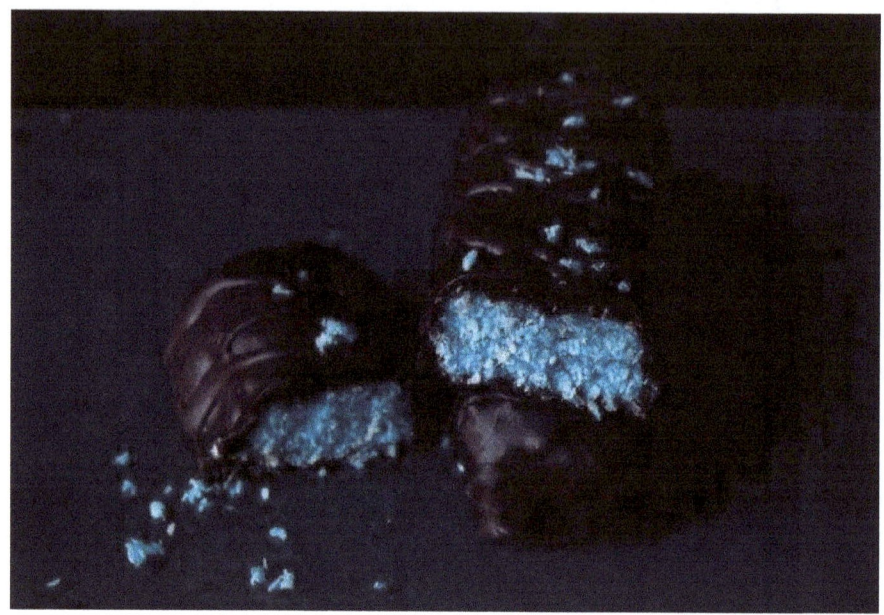

Rinde: 4 porciones

INGREDIENTES:
- 1 taza de coco rallado
- 3 cucharadas de jarabe de arroz
- 2 cucharadas de leche de coco
- 1 cucharada de aceite de coco
- 1 cucharadita de espirulina
- 1 cucharada de aceite de coco
- 2.5 onzas de chocolate negro

INSTRUCCIONES:
a) Cubra un molde para pan con papel pergamino o use un molde de silicona

b) En un tazón, mezcle bien el coco rallado sin azúcar, la leche de coco, el jarabe de arroz, el aceite de coco derretido y la espirulina con una cuchara o use sus manos como lo hice yo.

c) Presione toda la mezcla de manera uniforme en su molde para pan forrado y córtelos más tarde.

d) Transferir al congelador durante aproximadamente 1 hora.

e) A continuación, derrite el chocolate negro con el aceite de coco.

f) Use un tenedor colocado debajo, sumerja cada barra en el chocolate.

g) Luego coloque sus barras cubiertas de chocolate nuevamente en la tabla de tallar y transfiéralas nuevamente al congelador por 30 minutos adicionales.

18. Bolas de Spirulina Avellana

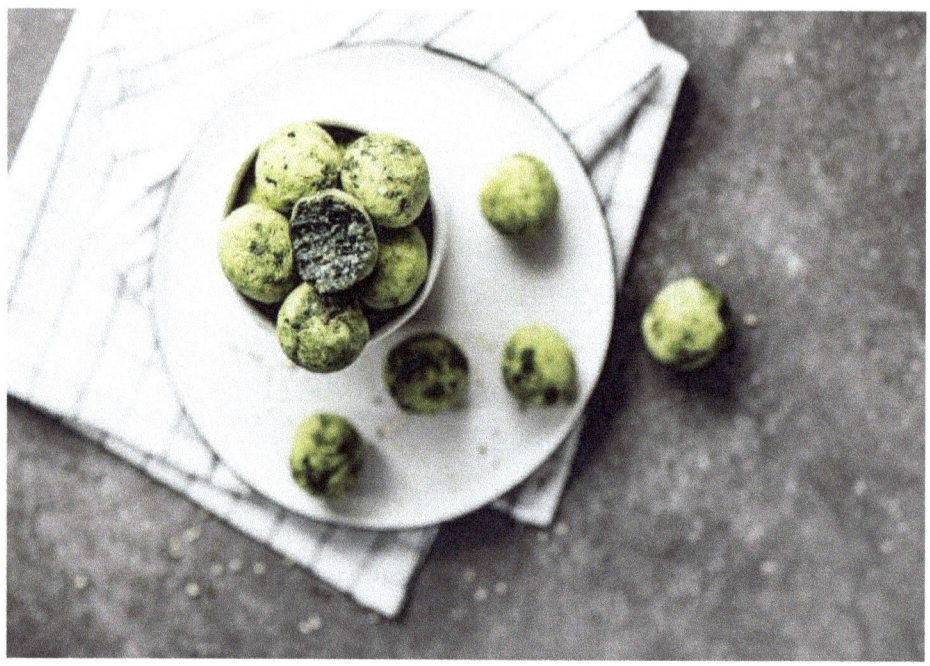

Hace: 10-15 bolas

INGREDIENTES:
- ralladura de limón de 2 limones
- 3 tazas de avellanas
- 1 cucharada de espirulina en polvo
- 1½ tazas de pasas, remojadas
- 2 cucharadas de aceite de coco

INSTRUCCIONES:
a) En un procesador de alimentos, muele las avellanas hasta que estén finamente molidas.
b) Agregue las pasas y procéselas una vez más.
c) Agregue el aceite de coco, la ralladura de limón y el polvo de espirulina.
d) Haga bolas del tamaño de un bocado.

19. palomitas de espirulina

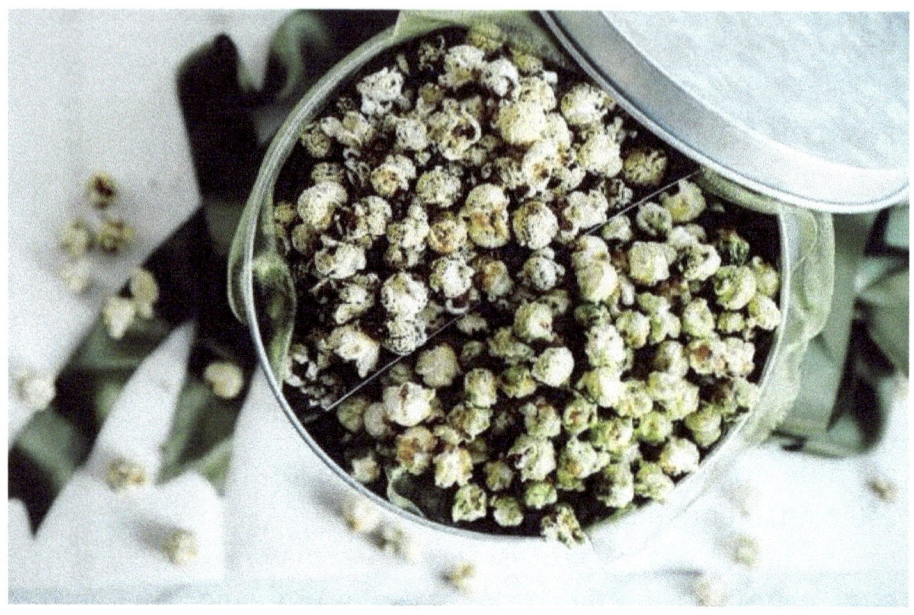

Rinde: 4 porciones

INGREDIENTES:
- Queso parmesano rallado
- Polvo de ajo
- ½ cucharada de hojuelas de dulce
- Pimienta de cayena, chile o paprika
- 1 cucharada de espirulina

INSTRUCCIONES:
a) Haz palomitas de maíz como de costumbre.
b) Mezcle cualquiera o todos los ingredientes anteriores.
c) Mientras las palomitas de maíz aún están calientes, agregue la mezcla de condimentos y agite vigorosamente para que las palomitas de maíz estén cubiertas de manera uniforme.

20. Barritas de Espirulina de Pulpa de Almendras

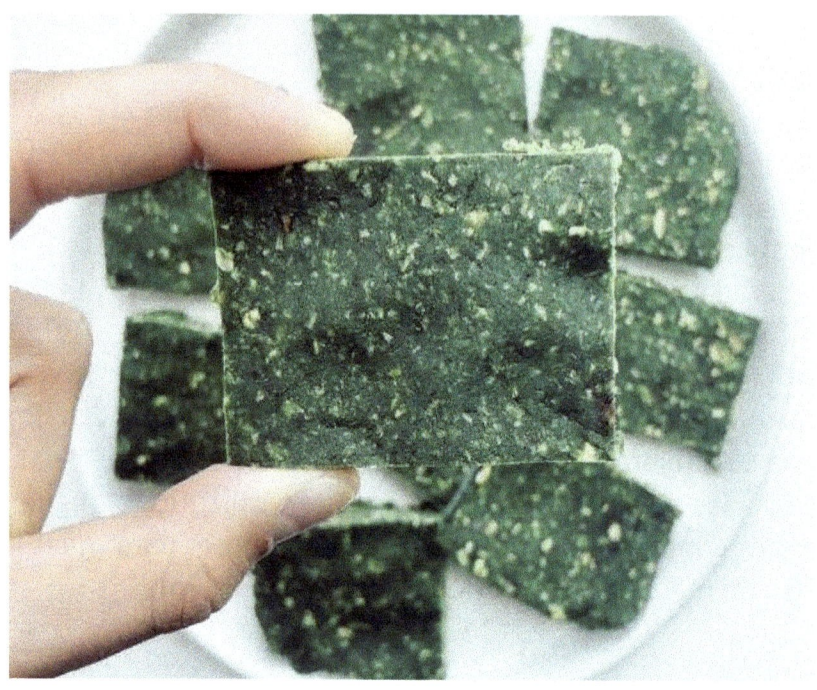

Rinde: 8 barras

INGREDIENTES:
- 1 taza de Pulpa de Almendras o Harina de Almendras
- 1 taza de avena arrollada
- 6 Dátiles eliminar hoyos
- 1 cucharadita de espirulina
- 2 ½ cucharadas de aceite de coco

INSTRUCCIONES:
a) Coloque la avena y el aceite de coco en un recipiente apto para microondas.
b) Microondas durante 1-2 minutos o hasta que el aceite de coco se derrita. Es importante incluir la avena para que se caliente un poco y quede un poco crocante. Ponga a un lado para enfriar.
c) Una vez enfriados, retire los huesos de los dátiles frescos y coloque todos los ingredientes en un procesador de alimentos. Recomiendo remojar los dátiles con anticipación para ayudarlos a mezclarse más fácilmente. Mezcle hasta que la mezcla esté completamente mezclada y comience a pegarse. Deberá sacar la mezcla de los lados del procesador de alimentos varias veces durante el proceso de licuado.
d) Cubra un plato cuadrado pequeño con papel pergamino. Coloque la mezcla sobre el papel de pergamino y aplánela hasta que se extienda uniformemente por todo el plato. La mezcla debe ser espesa y pegarse.
e) Coloque el plato en el refrigerador para que se enfríe durante unos 30 minutos. Retire del refrigerador y corte en barras cuadradas. ¡Disfrutar!

21. Bocaditos de proteína de espirulina

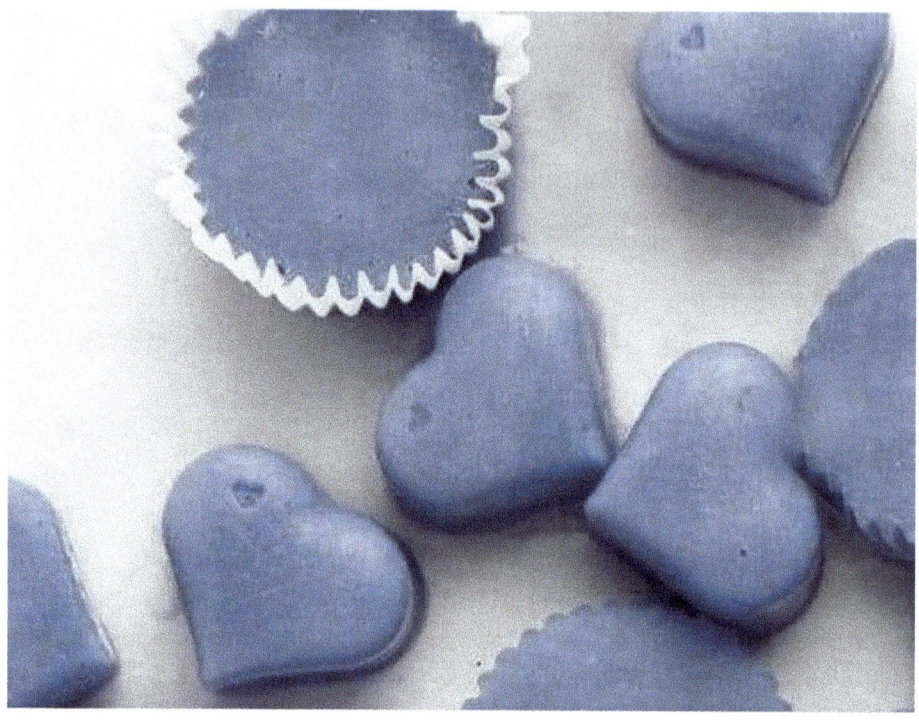

Hace: 6

INGREDIENTES:
TÉ ELABORADO
- 1 taza de agua hirviendo
- 1 cucharada de espirulina
- 1 cucharadita de jugo de limón

BOCADILLOS DE PROTEÍNAS
- Media lata de 15 onzas de frijoles blancos
- 3 plátanos medianos
- 3 cucharadas de polvo de baobab
- ¼-½ taza de leche vegetal
- ½ taza de té de espirulina preparado

INSTRUCCIONES:
a) Picar y congelar los plátanos la noche anterior.
b) Retire los plátanos congelados del congelador al menos 20 minutos antes.
c) Cubra un molde para mini cupcakes con bolsas de papel.
d) Alinee sus moldes de corazón en el mostrador si los está usando.

HACER MORDIDOS
e) Prepare el té de espirulina agregándolo a 1 taza de agua caliente recién hervida durante 3 minutos.
f) En una licuadora de alta velocidad, agregue ½ taza de té enfriado, el baobab y los plátanos descongelados.
g) Abre la lata de frijoles, escúrrelos y enjuágalos. Agrégalos a la licuadora.
h) Finalmente agregue ¼ de taza de leche y comience a licuar. Agregue solo suficiente leche para asegurarse de que la textura sea cremosa pero vertible.
i) Agregue un poco más de leche vegetal si la mezcla no se puede verter lo suficiente como para colocarla en moldes pequeños;

todo depende de qué tan grandes eran sus plátanos y qué tan espesa es la leche vegetal que elija.

j) Pruebe el sabor en este punto y asegúrese de que la mezcla sea lo suficientemente dulce para usted. Si no, puede agregar una cucharada o dos de jarabe de arce o tal vez algunas uvas verdes maduras. El color cambiará, pero el sabor será más dulce.

k) Vierte la mezcla en el molde para mini cupcakes o en los moldes de corazón de silicona o en cualquier recipiente que elijas para congelarlos.

l) Congélalos por lo menos cuatro horas o hasta que estén lo suficientemente duros como para sacarlos de los moldes; manténgalos congelados en un recipiente hermético apto para el congelador. Los hemos tenido al menos un mes congelados y todavía saben maravilloso.

22. Rollos de verano de espirulina

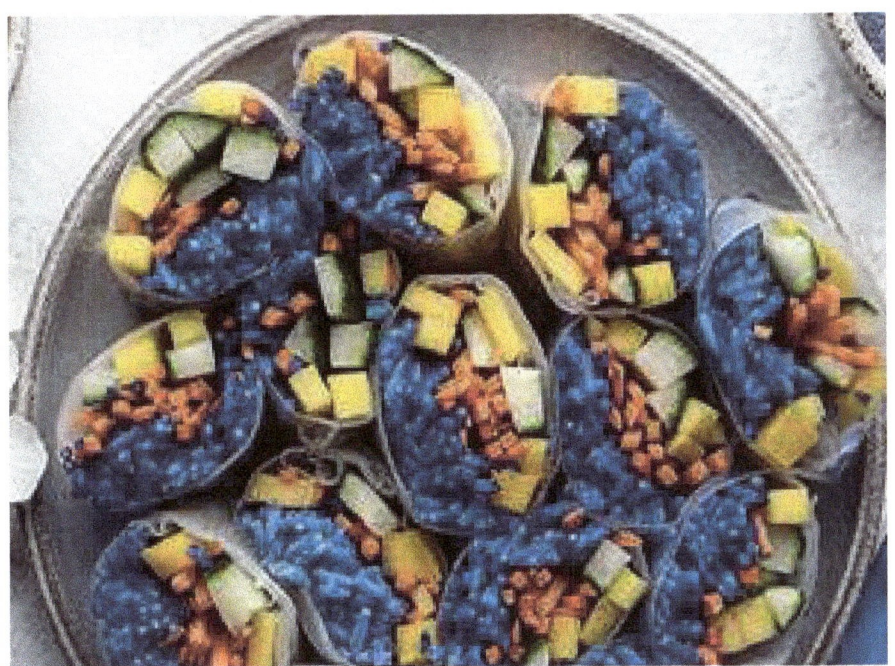

INGREDIENTES:
- Fideos de arroz de 8 oz:
- 1 cucharada de polvo de espirulina azul
- 2 zanahorias, en rodajas finas
- 2 mini pepinos, en rodajas finas
- Repollo morado, en rodajas finas
- Menta fresca
- envoltorios de papel de arroz

SALSA DE MANÍ:
- ¼ taza de mantequilla de maní
- 2 cucharadas de tamari o salsa de soya
- 2 cucharadas de agua
- 1 cucharada de vinagre de arroz
- 1 cucharadita de azúcar de coco
- ½ cucharadita de jengibre molido
- ½ cucharadita de hojuelas de pimiento rojo

INSTRUCCIONES:

a) Pon a hervir 8 tazas de agua en una olla grande. Batir en polvo de espirulina azul, luego agregar fideos de arroz.

b) Apague el fuego y deje reposar los fideos durante 8-10 minutos, hasta que estén al dente. Escurra y enjuague con agua fría.

c) Batir todos los ingredientes para la salsa de maní hasta que quede suave.

d) Prepara todos los ingredientes para los rollitos de verano. Humedezca una envoltura de papel de arroz en agua durante unos segundos, luego transfiérala a una superficie plana.

e) Coloque los fideos de arroz y las verduras en rodajas en la parte inferior central de la envoltura, dejando espacio a la derecha, a la izquierda y al fondo.

f) Dobla los lados derecho e izquierdo sobre el relleno, luego pliega y enrolla desde abajo hacia arriba para encerrar el relleno.

g) Repita con las envolturas de papel de arroz restantes y el relleno.

h) ¡Corta por la mitad y disfruta con salsa de maní!

23. Magdalenas De Espirulina

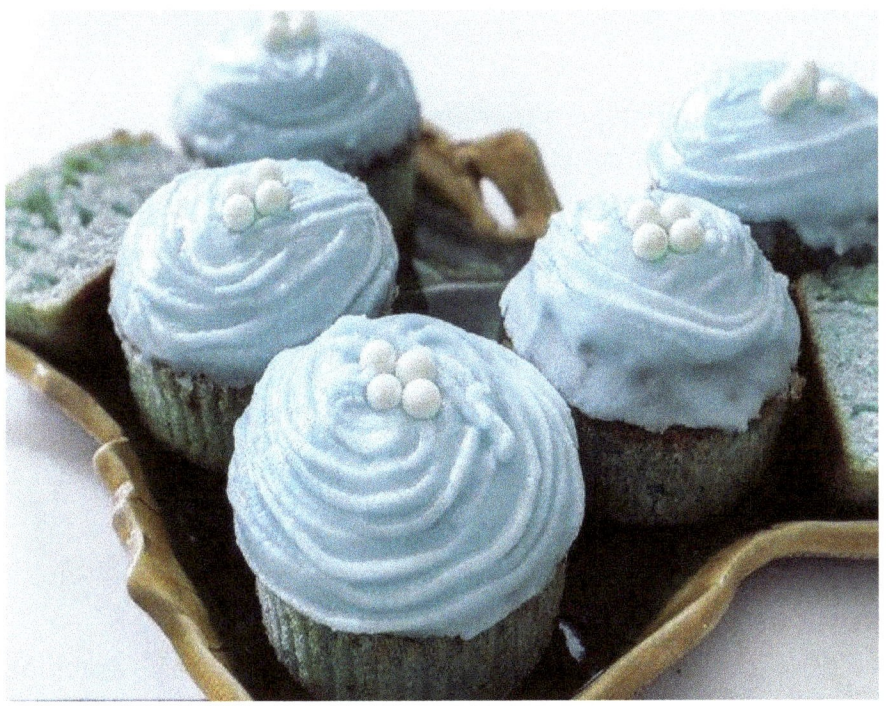

Rinde: 12 porciones

INGREDIENTES:
- 1 ¾ taza de harina para todo uso
- ¾ cucharadita de sal
- ½ cucharadita de bicarbonato de sodio
- 1 ½ cucharadita de polvo de hornear
- ½ taza de aceite vegetal
- 1 taza de azúcar
- 2 huevos batidos
- ⅓ taza de masa madre excedente, aproximadamente
- ½ taza de suero de leche
- 1-2 cucharadas de espirulina en polvo
- 2 cucharaditas de extracto de vainilla
- 2 cucharaditas de jugo de limón, fresco

CREMA DE MANTEQUILLA GLASEADO
- 227 g de mantequilla a temperatura ambiente, aproximadamente 1 taza
- 400 g de azúcar glas, aproximadamente 2 tazas
- 5 g de vainilla, 1 cucharadita
- 28 g de nata al 18%, unas 2-4 cucharadas

INSTRUCCIONES:
a) Precaliente el horno a 350 grados Fahrenheit y cubra un molde para cupcakes con moldes para cupcakes. Si no usa revestimientos, rocíe la bandeja con aceite.
b) En un tazón combine la harina, el polvo de hornear, el bicarbonato de sodio y la sal. Dejar de lado.
c) Rompe los huevos a temperatura ambiente en un tazón pequeño aparte y reserva.
d) En un tazón grande con un batidor, o en una batidora estándar con un batidor, combine el azúcar, el aceite, el suero de leche, el excedente de masa fermentada, mezcle durante 1 minuto hasta

que estén bien combinados. Agregue los huevos y la vainilla y continúe mezclando durante un minuto adicional.

e) Vierta la flor de guisante, mezcle hasta que la masa esté suave y uniforme en color.

f) Agregue la mezcla de harina y continúe mezclando durante aproximadamente un minuto.

g) Para el último paso, mezclará con una cuchara para asegurarse de no batir demasiado la masa.

h) Agregue jugo de limón y revuelva bien con una cuchara. Debes notar que el color de la masa cambia de verde/azul a un azul más profundo y rico. Mezcle con una cuchara hasta que el color sea uniforme y el jugo de limón se disperse.

i) Vierta la masa en el molde para cupcakes y hornee a 350 durante 18-20 minutos.

j) Crema de mantequilla glaseado

k) Con una batidora estándar o de mano, usando un batidor o un accesorio de paleta, bata la mantequilla salada a temperatura ambiente a temperatura media alta durante 2-3 minutos, o hasta que esté suave y cremosa.

l) Añadir el azúcar glas.

m) Una vez que se incorpora el azúcar, mezcle a velocidad alta durante 3-4 minutos, agregando la vainilla, seguida de la crema. Comience con 2 cucharadas de crema, si desea una formación de hielo más delgada, simplemente agregue más crema. Para decorar estos cupcakes, me gusta usar entre 2-3 cucharadas de crema.

n) Continúe batiendo durante otros 2-4 minutos, hasta que su crema de mantequilla esté ligera y esponjosa.

o) Vierta la crema de mantequilla en una manga pastelera y decore, completamente enfriados, cupcakes.

p) Hornear hasta el otro lado

24. espirulina Rosquillas glaseadas

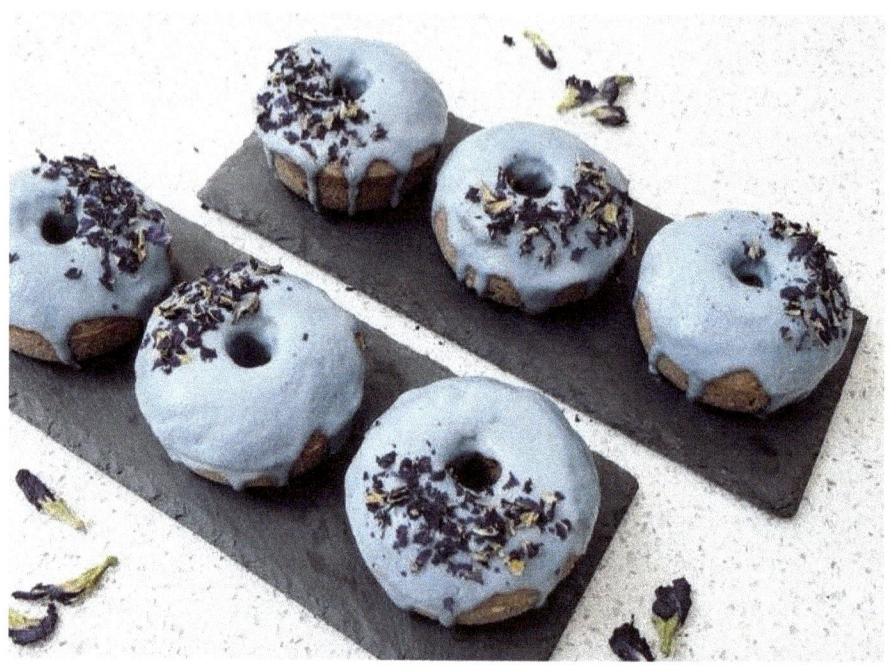

INGREDIENTES:
donas :
- 1 puré de plátano
- 1 taza de puré de manzana sin azúcar
- 1 huevo o 1 cucharada de semillas de chía mezcladas con agua
- 50 g de aceite de coco derretido
- 4 cucharadas de miel o sirope de agave
- 1 cucharada de vainilla
- 1 cucharadita de canela
- 150 g de harina de trigo sarraceno
- 1 cucharadita de polvo de hornear

Espirulina GLASEADO:
- ½ taza de anacardos remojados 4 horas
- 1 taza de leche de almendras
- 40 flores de té de espirulina
- 1 cucharada de jarabe de néctar de agave
- 1 cucharada de esencia de vainilla

INSTRUCCIONES:
PARA HACER LAS DONAS:
a) Mezcla todos los ingredientes secos juntos.
b) Mezclar todos los ingredientes húmedos juntos.
c) Agregue lo húmedo a lo seco y luego transfiéralo a los moldes para donas.
d) Hornear a 160 grados durante 15 minutos.

PARA HACER EL GLASEADO:
e) Mezcle los anacardos en un procesador de alimentos hasta que quede suave.
f) En una cacerola, calentar la leche de almendras y agregar el té. Cocine a fuego lento durante 10 minutos.
g) Agregue la leche de almendras azules a los anacardos licuados, agregue el néctar de agave y la esencia de vainilla y mezcle nuevamente hasta que se combinen.

h) Manténgalo refrigerado hasta que sus donas se hayan cocinado y enfriado.

i) ¡Decora las donas con el glaseado y flores adicionales!

j) Estas donas son veganas y no contienen gluten ni azúcar refinada, así que realmente no hay necesidad de contenerse: ¡adelante, cómelas todas!

25. Mochi de maní con espirulina

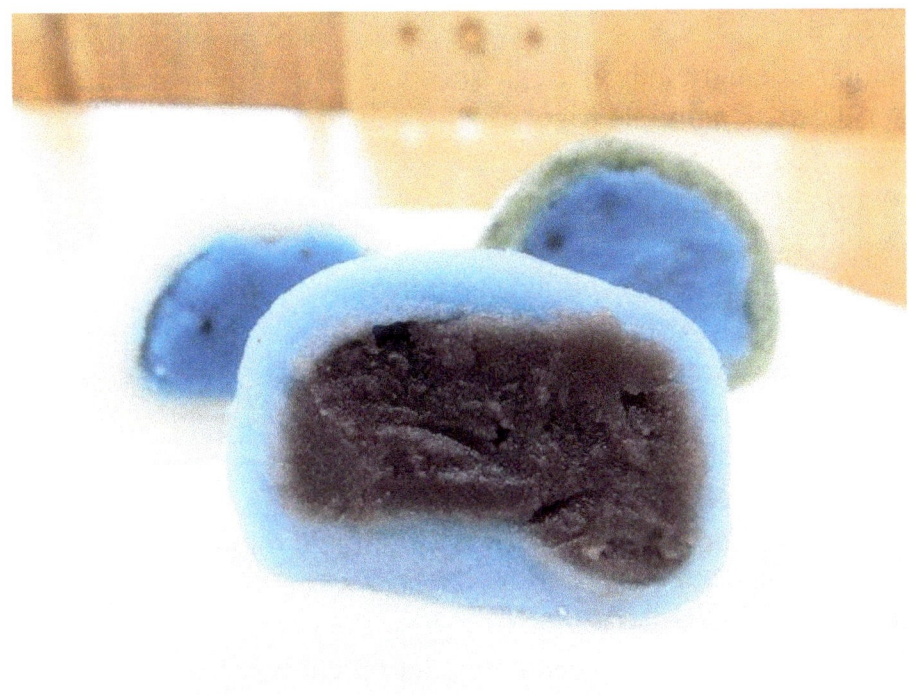

INGREDIENTES:
MOCHI:
- 300 g de harina de arroz glutinoso
- 50 g de almidón de trigo
- 75 g de azúcar en polvo
- 1 ½ cucharadas de aceite
- 450 ml de agua
- ½ cucharadita de espirulina en polvo

RELLENO DE MANÍ:
- 300 g de cacahuetes tostados mezclados
- 100 g de azúcar en polvo
- ¼ cucharadita de sal

HARINA PARA RECUBRIMIENTO Y POLVO:
- 200 g de harina de arroz, fritos durante 20 min a fuego medio.

INSTRUCCIONES:
a) Mezcle todos los ingredientes del mochi hasta que estén bien combinados. Tamizar y verter en una bandeja de vapor engrasada y cocinar al vapor a fuego medio durante 25 min.

b) Cuando la mezcla de harina de arroz esté lo suficientemente fría para manipularla, raspe sobre una superficie de trabajo rociada ligeramente con la harina para espolvorear.

c) Divida la masa de cocción en porciones pequeñas, de unos 35-40 g cada una, con un cuchillo afilado espolvoreado con harina.

d) Trabajando con una pieza a la vez y espolvoreando sus manos con harina para evitar que se pegue, enrolle cada pieza en una bola.

e) Aplane la bola y luego use sus manos para formar una ronda de 8 cm de ancho.

f) Mezcle todos los ingredientes del relleno, luego coloque una cucharada del relleno en el centro de la ronda y luego lleve los bordes sobre el relleno para encerrarlos, pellizcándolos bien para sellarlos.

g) Vuelva a enrollar suavemente en una ronda, presionando la parte superior ligeramente para aplanar un poco.
h) Cubrimos el Mochi con harina para alisar la superficie.
i) Mochi se mantendrá almacenado en un recipiente hermético hasta por 2 días.

26. Muffins de arándanos y espirulina

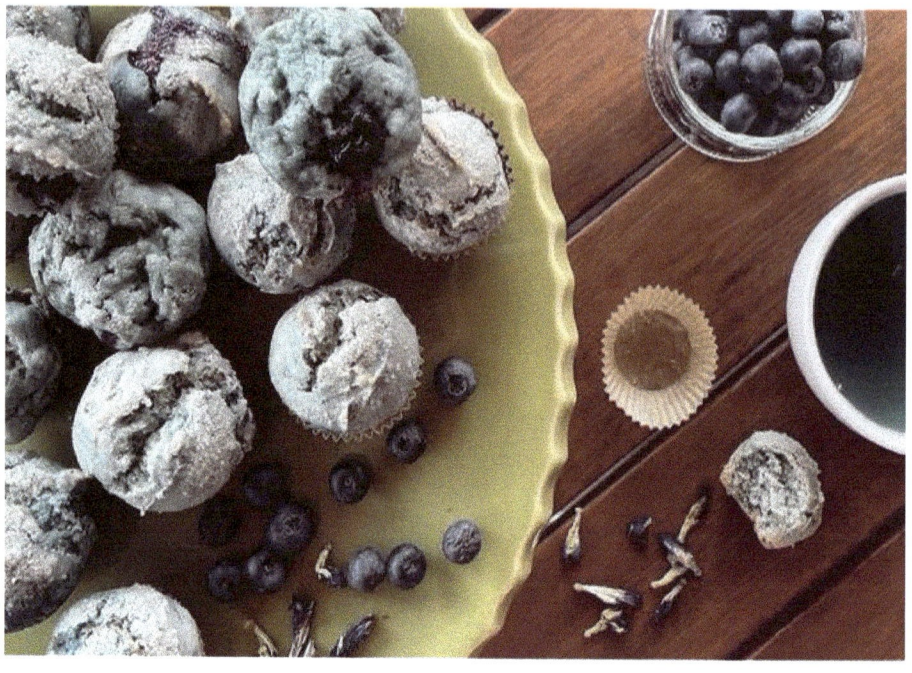

INGREDIENTES
HÚMEDO:
- ½ taza de espirulina
- 1 cucharadita de ralladura de limón
- ½ taza de leche entera, tibia
- 1 barra de mantequilla sin sal, derretida
- 2 huevos

SECO:
- 2-½ tazas de harina sin gluten para todo uso
- 2 cucharaditas de polvo de hornear
- ¼ de cucharadita de bicarbonato de sodio
- 1 taza de azúcar blanca granulada
- 1 cucharadita de sal kosher
- 1 taza de arándanos frescos

INSTRUCCIONES:

a) Precaliente su horno a 350 grados.

b) En una licuadora. agregue todos los ingredientes húmedos y déjelos reposar durante diez minutos, luego mezcle hasta que quede suave.

c) La mezcla se volverá índigo por la espirulina y se verá un poco espesa por la mantequilla derretida. Hazlo a un lado.

d) En un tazón grande, agregue la harina sin gluten, el polvo de hornear, el bicarbonato de sodio, el azúcar y la sal kosher y mezcle.

e) Reserve un cuarto de taza de la mezcla seca y mezcle los arándanos hasta que estén cubiertos, déjelos a un lado. Esto absorberá el exceso de humedad y evitará que alteren la consistencia de la masa.

f) Mientras tanto, en un tazón grande, mezcle los ingredientes húmedos con los ingredientes secos usando una espátula. La mezcla variará en tonos azules y eso está bien. Una vez que la masa se vea combinada, espolvorea los arándanos y luego dóblalos suavemente.

g) Arme sus mini moldes para muffins con moldes para muffins.
h) Usando una cuchara, llene los moldes para mini muffins ¾ de su capacidad.
i) Hornea los muffins durante 10 minutos o hasta que al insertar un palillo, éste salga limpio.

27. Barras De Granola De Espirulina

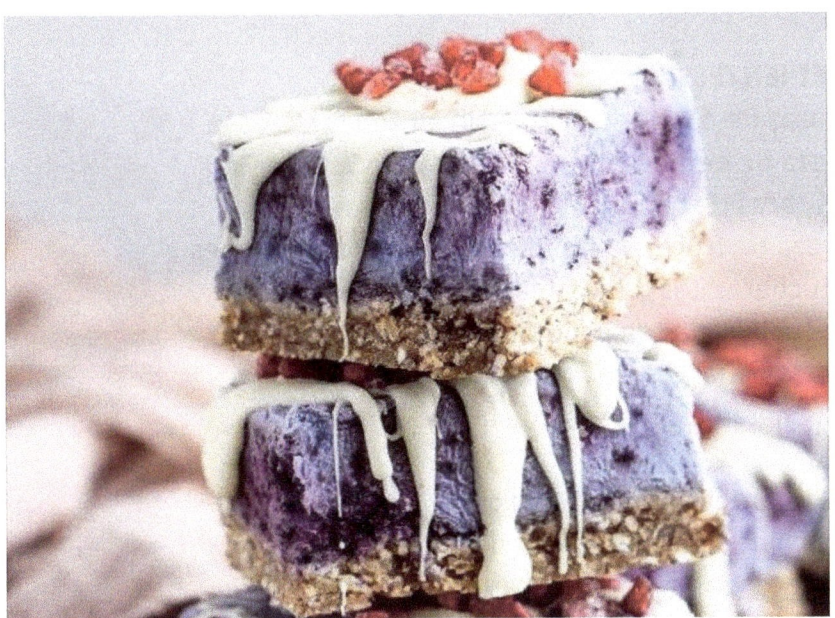

Rinde: 4 porciones

INGREDIENTES:
- 2 tazas de copos de avena, sin gluten si lo desea
- 1 taza de pepitas
- 1 ½ tazas de cereal de arroz inflado sin azúcar
- ½ taza de frutos secos, picados en trozos grandes
- ¼ cucharaditas de sal marina en escamas
- 1½ cucharadas de espirulina en polvo
- ⅓ taza de jarabe de arroz integral
- 3 cucharadas de jarabe de arce
- ½ taza de tahini
- 2 cucharadas de aceite de coco
- 1 cucharadita de extracto de vainilla

INSTRUCCIONES:
a) Precaliente el horno a 325°F/160°C.
b) Combine la avena y las pepitas en una bandeja para hornear y hornee durante 10-15 minutos, revolviendo una o dos veces, hasta que la avena esté dorada y tenga un aroma a nuez.
c) En una cacerola pequeña combine el jarabe de arroz integral, el jarabe de arce, el tahini, el aceite de coco y la vainilla.
d) Batir para combinar. No sobrecalentar.
e) En un tazón grande, combine la avena enfriada y las semillas de calabaza con la fruta seca picada, las bolitas de arroz, la sal y el polvo de espirulina.
f) Vierta los ingredientes húmedos sobre los ingredientes secos y revuelva rápidamente para mezclar.
g) Vierta la mezcla en un molde para brownies forrado con una envoltura de plástico o papel para hornear. Presiona la mezcla firmemente, especialmente en las esquinas.
h) Coloque en el refrigerador durante un par de horas para que se endurezca, luego retírelo del refrigerador y córtelo en barras. Mantenga las sobras en el refrigerador hasta por dos semanas.

28. De Espirulina Lima

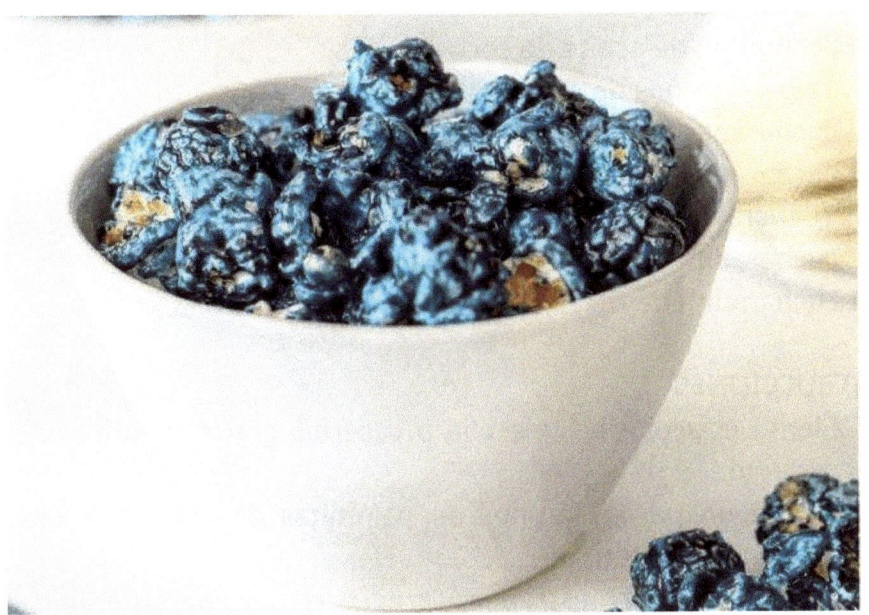

Rinde: 2 porciones

INGREDIENTES
- 1 cucharada de aceite de coco
- ¼ taza de granos de palomitas de maíz
- 2 cucharadas de azúcar
- 1 cucharada de mantequilla vegana
- ½ cucharadita de agua
- 1 cucharadita de espirulina en polvo
- 1 cucharadita de ralladura de lima picada muy fina

INSTRUCCIONES
a) Caliente el aceite en una olla o cacerola grande y profunda a fuego medio.
b) Agregue un par de granos de palomitas de maíz a la olla y espere a que exploten.
c) Una vez que hayan estallado, agregue el resto de los granos de palomitas de maíz, revuelva para cubrir con aceite y retire del fuego. Espera de 30 a 50 segundos y vuelve a colocar la olla en la estufa.
d) Cubra con una tapa y espere a que los granos se revienten. Una vez que comience a explotar, agita la olla varias veces para asegurarte de que todos los granos se cocinen de manera uniforme. Continúe cocinando hasta que todos los granos hayan estallado. Retire del fuego y transfiera a un tazón grande para mezclar.
e) Agregue el azúcar y la mantequilla vegana a una cacerola pequeña. Siéntase libre de agregar una pizca de sal también. Calentar a fuego medio y dejar hervir durante aproximadamente 1 minuto. Agregue el agua, revuelva y cocine por otros 20 segundos, o hasta que el azúcar se disuelva por completo.
f) Vierta sobre las palomitas de maíz mientras revuelve al mismo tiempo para cubrirlas uniformemente con el almíbar.
g) Tamiza la espirulina sobre las palomitas de maíz y revuelve para cubrir. Añadir las ralladuras de lima y remover de nuevo.

h) Servir inmediatamente.

29. Spirulina Almond Crescent s

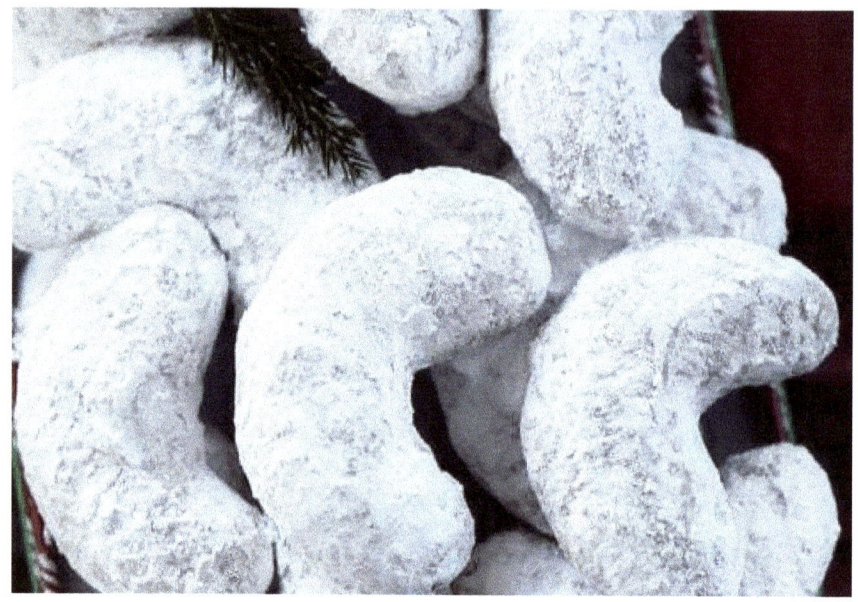

Rinde: 3 docenas de galletas

INGREDIENTES
MASA DE ESPIRULINA:
- ½ taza de mantequilla vegana
- ½ taza de mantequilla de almendras suave
- ⅔ taza de azúcar granulada
- 3 Cucharadas de Yogur Vegano de Vainilla
- 1 cucharada de polvo de espirulina
- 1 cucharadita de extracto de vainilla
- ½ cucharadita de extracto de almendras
- 2 tazas de harina para todo uso
- 1 taza de harina de almendras blanqueadas
- ¼ Cucharadita Sal

PARA TERMINAR:
- ½ Azúcar de repostería

INSTRUCCIONES
a) Usando su batidora de pie con el accesorio de paleta instalado, mezcle la mantequilla, la mantequilla de almendras, el azúcar, el yogur, la espirulina, la vainilla y el extracto de almendras.

b) Mezcle hasta que esté completamente homogéneo, ligero y esponjoso.

c) En un recipiente aparte, mezcle las harinas y la sal. Poco a poco agregue los ingredientes secos con el motor a la velocidad más baja posible, hasta que se incorporen por completo. Haga una pausa para raspar los lados del tazón según sea necesario.

d) Saque unas bolitas de masa para cada galleta y enróllelas entre las manos ligeramente humedecidas para formar cilindros. Presione con una fuerza suave en los extremos exteriores para convertirlos en cuernos más puntiagudos y dóblelos en forma de media luna.

e) Coloque aproximadamente 1 pulgada de distancia en bandejas para hornear sin engrasar y hornee durante 22 a 26 minutos, o hasta que esté listo y los fondos estén ligeramente dorados. Deje reposar durante 2 a 3 minutos antes de retirar a las rejillas para que se enfríe por completo.

f) Mezcle con azúcar glas para cubrir. Sirva o guarde en el congelador hasta por 3 meses.

PLATO PRINCIPAL

30. Pasta de sirena

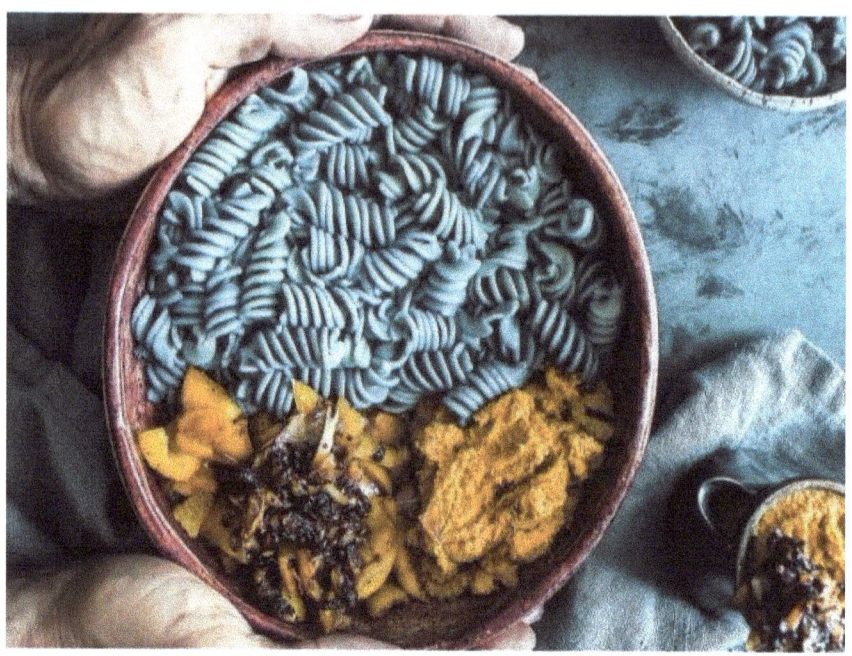

Rinde: 2 porciones

INGREDIENTES:
- 1 taza de calabaza enlatada
- 2 tazas Pasta de tu preferencia
- ½ taza de caldo de verduras
- ½ taza de leche de coco
- 2 cucharadas de tahini
- Jugo de 1 limón
- ½ cebolla caramelizada
- 1 pimiento
- 1 cucharada de ajo
- 1 cucharadita de especias para pastel de calabaza
- 1 cucharadita de cebolla en polvo
- 1 cucharadita de azúcar de coco
- Sal pimienta
- 1 cucharadita de espirulina azul

INSTRUCCIONES:
a) Carameliza la cebolla en un poco de aceite de coco. Agregue el ajo a la mitad y 1 cucharadita de azúcar de coco.
b) Agregue agua a su sartén con 1 cucharadita de espirulina azul al agua antes de hervir
c) Cocine su pasta de acuerdo con el paquete.
d) Agregue calabaza, leche de coco, jugo de limón, tahini y especias a una sartén y cocine por 5 minutos a fuego lento.
e) ¡Monta todo como quieras después y toma una foto!
f) Si su pasta no toma el color, retírela del fuego, agregue más espirulina y déjela en remojo durante unos minutos y eso generalmente funciona.

31. Tacos De Maíz De Pescado Con Arroz Azul De Espirulina Y Crema

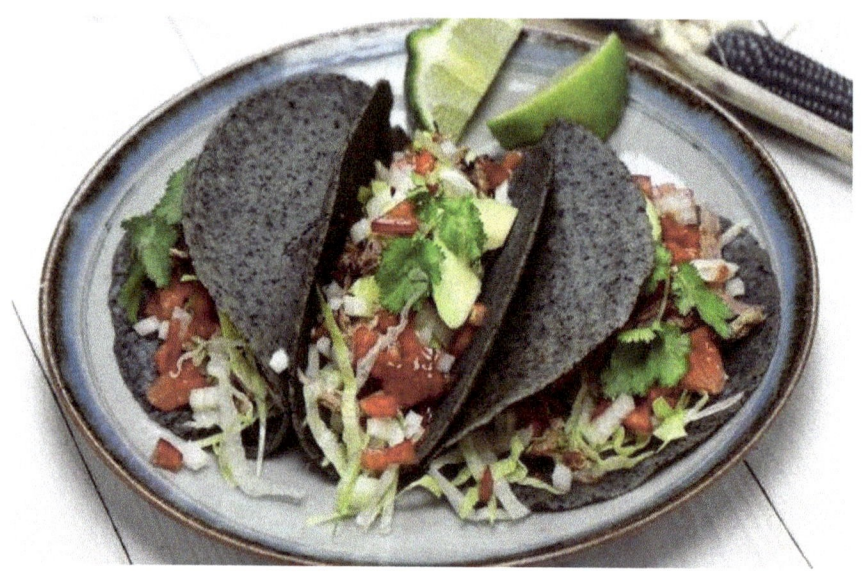

Rinde: 8 tacos

INGREDIENTES:
PARA EL PESCADO
- 1½ libras de pescado blanco escamoso, sin piel, sin espinas y limpio
- ¼ cucharadita de sal
- ¼ cucharadita de pimienta
- 1 cucharadita de comino molido
- Aceite de aguacate u otro aceite de cocina neutro
- Ralladura de 1 lima

PARA EL ARROZ AZUL
- 2 tazas de arroz blanco cocido
- ½ gramo de espirulina azul en polvo
- 1 cucharada de cilantro fresco finamente picado
- 1 cucharada de jugo de limón fresco
- Aceite neutro, como el aceite de aguacate.
- ⅛ cucharadita de sal
- pizca de pimienta negra

POR LA CREMA AZUL
- ¾ taza de crema mexicana, crema agria o yogur griego
- ½ taza de mayonesa
- ½ gramo de espirulina azul en polvo
- 1 diente de ajo grande, rallado en Microplane o picado
- 2 cucharadas de jugo de limón fresco
- ⅛ cucharadita de sal

SERVIR
- tacos de maiz

INSTRUCCIONES
HACER EL PESCADO:
a) Precaliente el horno a 375°.
b) Sazone el pescado por ambos lados con sal, pimienta negra y comino.

c) Rocíe con aceite neutro y hornee hasta que esté completamente cocido o hasta que la temperatura interna alcance los 145°. Retire del horno y espolvoree la ralladura de lima uniformemente encima. Divida el pescado en trozos grandes para tacos y déjelos a un lado para ensamblarlos.

d) Mezcla arroz cocido con espirulina azul, cilantro, jugo de lima, un chorrito de aceite neutro, sal y pimienta. Mezcle hasta que se mezcle uniformemente, pruebe para sazonar y reserve para el montaje del taco.

e) Mezcle todos los ingredientes de la crema en un tazón pequeño y enfríe en el refrigerador para preparar el taco.

f) Coloque una cucharada pequeña de arroz azul en cada tortilla de maíz azul. Cubra con un poco de repollo rallado, algunos trozos de pescado, una cucharada de crema azul y una pizca de chips de tortilla de maíz azul triturados.

32. Risotto Azul con Pescado Blanco

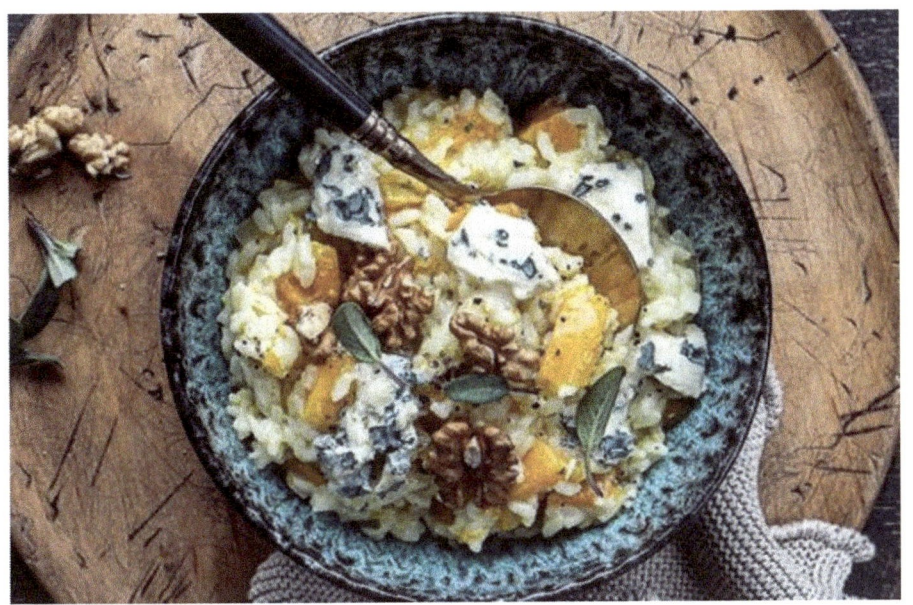

Rinde: 2 porciones

INGREDIENTES:
- 180 g de arroz acquerello
- 150g de brazino
- 1 Cucharada de Vieiras Secas
- 3 Cucharaditas de Espirulina Azul Orgánica en Polvo
- 1 cebolleta
- Aceite de oliva virgen extra
- Pimienta negra
- Sal marina
- Cocina Orgánica

INSTRUCCIONES

a) Remoje las vieiras secas en agua recién hervida durante 25-30 minutos. Vierta el agua y las vieiras secas en una cacerola pequeña y precaliéntelo.

b) Laminamos la cebolleta y la ponemos a fuego lento con aceite de oliva virgen extra en una olla. Una vez que el aceite esté tibio y la cebolleta empiece a chisporrotear, añade el arroz y tuéstalo un par de minutos.

c) Comience a verter pequeñas cantidades del agua con las vieiras secas en la olla con el arroz y continúe revolviendo. Siga haciendo esto durante las tres cuartas partes del tiempo de cocción del arroz.

d) Sazone con sal marina y pimienta negra. Agregue el branzino y continúe removiendo por un par de minutos, agregando agua para evitar que el arroz se pegue a la olla.

e) Asegúrate de agregar la cantidad correcta de agua para que el risotto quede cremoso.

f) Agregue 3 cucharaditas de polvo de espirulina azul en un vaso con 100 g de agua y bata hasta que el polvo esté completamente mezclado y suave. Añade el agua azul al risotto y mézclalo todo.

g) Una vez que el risotto esté finalmente cocido, agregue sal marina y recién molida al gusto y rocíe un poco de aceite de oliva virgen extra.

33. Sea Brim con Arroz y Spirulina

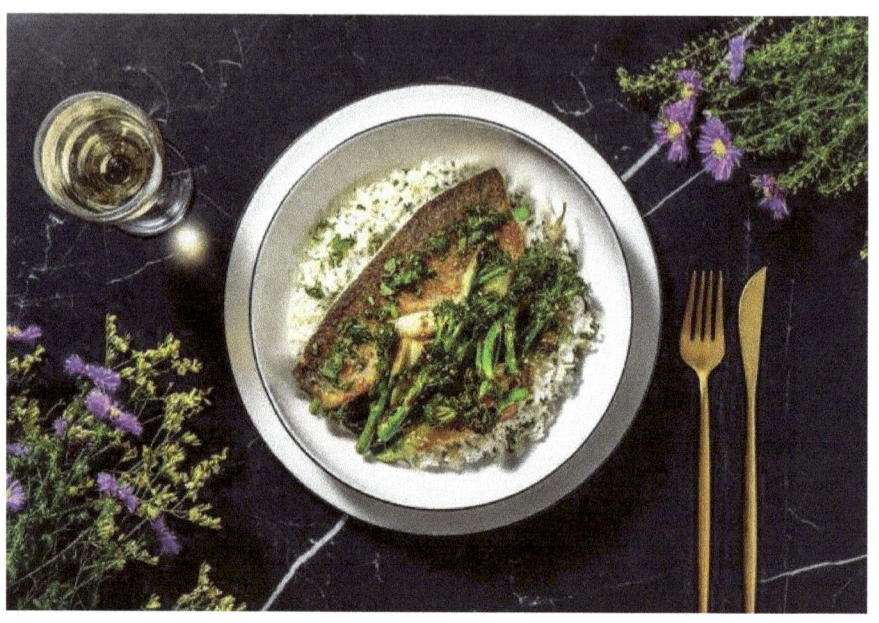

Marcas: 2

INGREDIENTES
- 4 alas de mar
- 2 tazas de arroz
- ½ cucharadita de espirulina
- Sal
- Pimienta
- Aceite de oliva
- Eneldo, para decorar
- Granada, para decorar

INSTRUCCIONES
a) Poner el arroz a hervir en una olla con abundante agua con sal.
b) Pasados unos 10 minutos, lo colamos y ya está listo.
c) Mientras el arroz está hirviendo, caliente una sartén antiadherente y rocíe un poco de aceite de oliva.
d) Asa los filetes de pescado, colocando primero la piel en el fondo.
e) Ase a la parrilla durante 4-5 minutos y déle la vuelta por el otro lado.
f) Después de 2 minutos, apague el fuego y deje el pescado en la estufa durante otros 5 minutos.
g) Retíralo del fuego y déjalo a un lado.
h) Una vez que el arroz esté listo y aún caliente, espolvorea un poco de polvo de espirulina por encima y mézclalo ligeramente con un tenedor para que llegue a todas partes y todo tu arroz ya tenga color.
i) Servir después de decorar con un poco de eneldo fresco y un poco de granada.

34. Arroz frito vegetal con espirulina

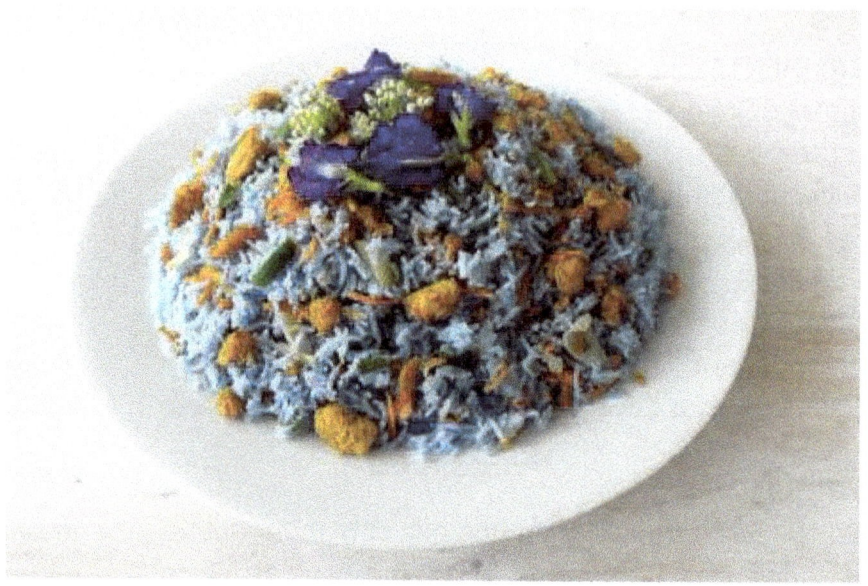

Hace: 2-3 porciones

INGREDIENTES:
- 1 taza de arroz de grano corto crudo, rinde 3 tazas cocido
- 1 taza de agua
- ¼ de cucharadita de espirulina azul en polvo
- 2 cucharadas de aceite
- ¾ cucharadita de sal y pimienta

VERDURAS:
- 1 cebolla, picada
- 2 dientes de ajo, picados
- ½ taza de maíz
- ½ taza de guisantes
- ½ taza de zanahorias picadas

COL PICADA
- 1 pimiento rojo, cortado en cubitos
- 1 taza de repollo morado picado

INSTRUCCIONES:
a) Lava el arroz con agua corriente de 2 a 3 veces. En una olla arrocera, agregue el agua, el arroz lavado y el polvo de espirulina azul.
b) Dejar cocer y luego enfriar durante 15 minutos. ¡Enfriar el arroz evita que quede demasiado pegajoso y blando al saltearlo!
c) En una sartén o sartén grande, caliente 2 cucharadas de aceite. Agregue la cebolla y el ajo picados. Saltee hasta que esté bien cocido y el ajo esté ligeramente dorado. Agrega el resto de las verduras. Sazone con ¾ de cucharadita de sal, o al gusto y un poco de pimienta. Mezcle el arroz enfriado.
d) Dejar cocinar de 3 a 4 minutos a fuego medio alto.
e) ¡Servir y disfrutar!

35. Albóndigas De Espirulina

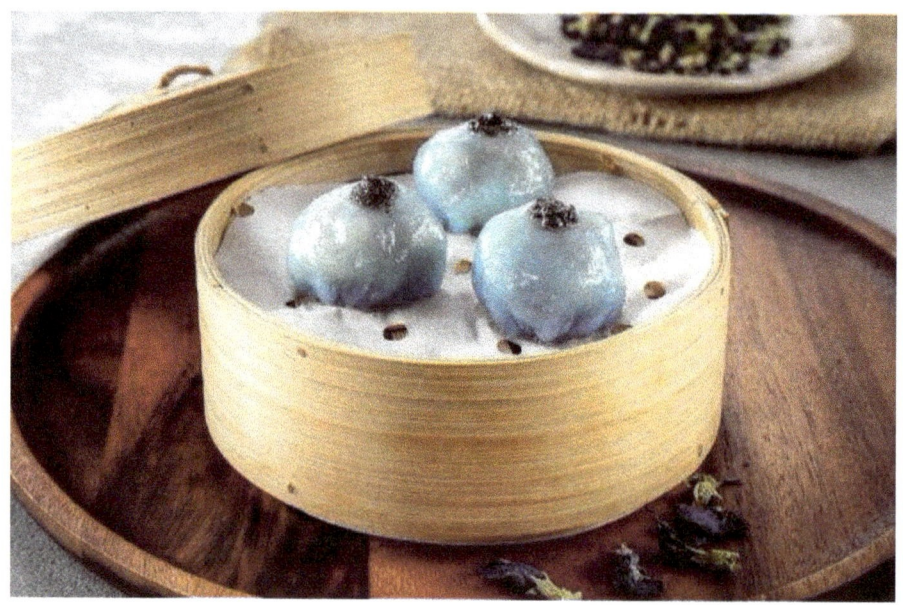

INGREDIENTES:
ENVOLTURAS:
- 2 tazas de harina para todo uso
- 1 taza de agua hirviendo
- ½ cucharadita de polvo de espirulina azul, disuelta en 1 cucharadita de agua
- 1 cucharadita de sal de rosas

RELLENO:
- 100 g de champiñón enoki
- 70 g de zanahoria rallada
- 25 g de hongo negro rehidratado y triturado
- 100 g de repollo
- ½ cucharadas de jengibre fresco mayor
- 2 cucharaditas de ajo picado
- 2 cucharaditas de maicena
- ½ cucharadita de pimienta molida
- 1 cucharada de aceite de sésamo tostado
- ¼ de cucharadita de sal de rosas

INSTRUCCIONES:

a) En una batidora de pie, agregue la harina, la sal y el agua, amase hasta obtener una masa suave. Retire la mitad de la masa de la batidora, reserve. Agregue el polvo de espirulina a la media masa y continúe amasando hasta que se mezclen. Deja reposar la masa durante 20 minutos.

b) Ponga a hervir 2 tazas de agua, agregue los champiñones enoki y cocine por 2 minutos. Espolvoree 2 pizcas de sal sobre el repollo y mezcle bien con las manos. Permita que esto se siente por minutos. Exprima el exceso de agua. Agregue aceite de sésamo en una sartén y caliente a fuego medio hasta que esté caliente. Agregue el ajo y el jengibre. Revuelva varias veces para liberar la fragancia. Agregue la zanahoria, el hongo negro, revuelva y cocine por 1 minuto.

c) Agregue el repollo y los champiñones enoki, cocine y revuelva durante 1 minuto más. Agregue sal, pimienta y maicena disuelta, revuelva hasta que todo el líquido se haya evaporado. Transfiera a un plato grande para que se enfríe.

d) Rellenar y sellar las albóndigas. Caliente el aceite en una sartén grande a fuego medio. Freír las albóndigas con la parte plana hacia abajo durante unos 2 minutos hasta que se forme una costra dorada en el fondo. Agregue ¼ de taza de agua e inmediatamente cubra con una tapa y deje que el vapor cocine las albóndigas durante 8 minutos o hasta que toda el agua se haya evaporado.

e) Retire la tapa y deje que las albóndigas se cocinen durante un minuto más hasta que se despeguen fácilmente del fondo de la sartén.

ENSALADA

36. Ensalada De Mar De Espirulina

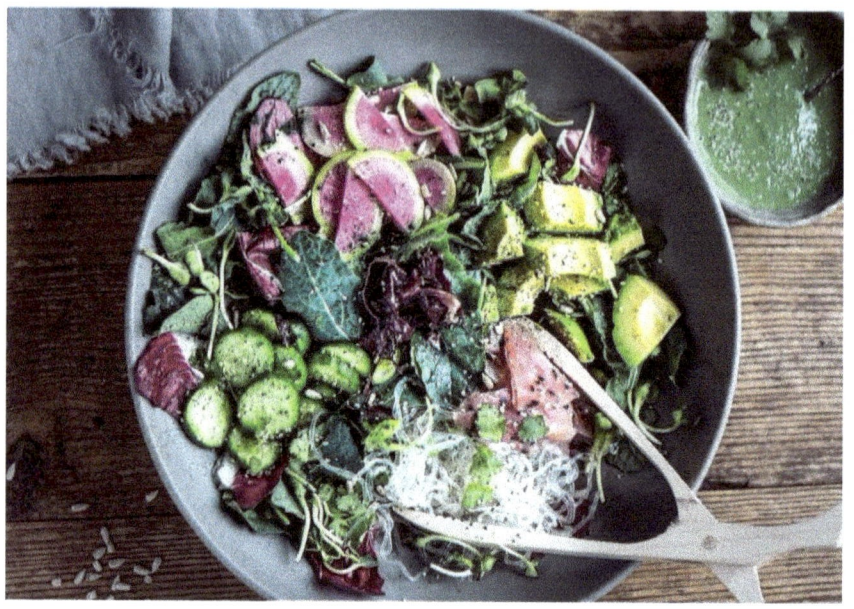

Hace: 3-4

INGREDIENTES:
- ¼ taza de cintas de dulse, remojadas en agua
- 4 onzas de col rizada tierna
- 1 pepino turco, en rodajas
- 1 aguacate, cortado en cubitos o en rodajas
- 1–2 cebollas verdes
- 1 taza de fideos de algas marinas
- 1-2 rábanos sandía, en rodajas finas
- ahi ahumado, salmón ahumado, tofu horneado o ahumado, edamame

GUARNACIÓN:
- Brotes De Girasol
- Semillas de cáñamo o semillas de girasol
- Cilantro o pétalos de flores comestibles

ADEREZO DE ESPIRULINA:
- ¼ taza de agua
- ⅓ taza de aceite de oliva
- ¼ taza de semillas de cáñamo
- 3 cucharadas de vinagre de sidra de manzana
- 1 diente de ajo
- ¾ cucharadita de sal
- ¼ de cucharadita de pimienta molida
- ½ taza de cilantro
- 1 cucharadita de espirulina, más al gusto

INSTRUCCIONES
a) Remoje las cintas de dulse en un recipiente pequeño con agua, durante 15 minutos o hasta que se ablanden.

b) Prepare el aderezo de espirulina: agregue todo menos el cilantro y la espirulina a una licuadora, y mezcle hasta que quede cremoso y suave, un minuto completo. Agregue el cilantro y la espirulina, y pulse hasta que estén bien combinados y suaves.

c) Agregue los ingredientes de la ensalada a un tazón: primero las verduras, luego el pepino, el aguacate, las cebolletas, los fideos de algas marinas, los rábanos, el dulse escurrido y la proteína de su elección.
d) Mezcle con un poco del aderezo, lo suficiente para cubrir.
e) Decorar con semillas y brotes.

37. Ensalada De Fideos De Calabacín Y Espirulina

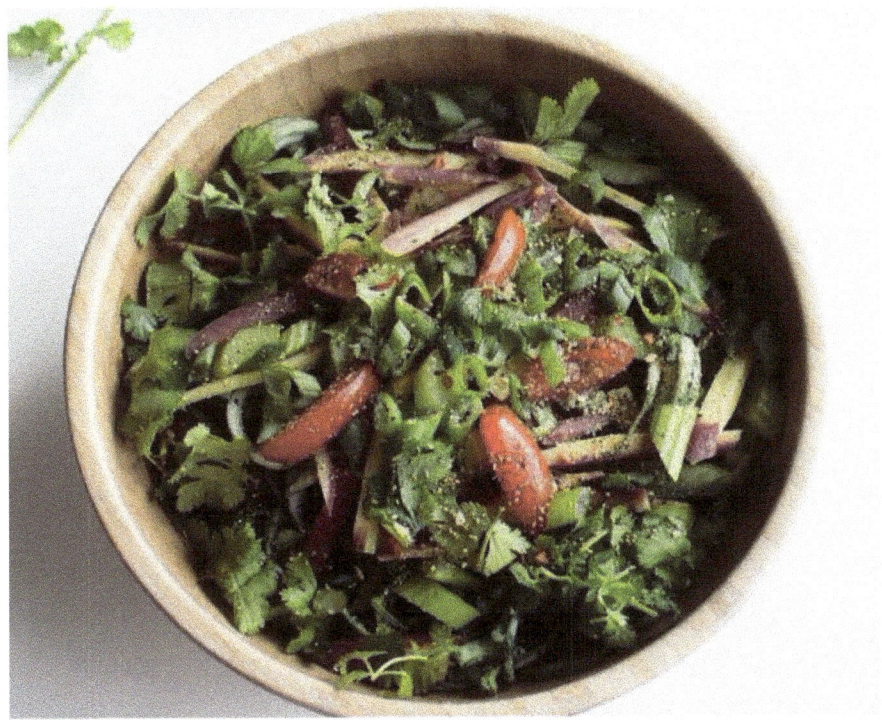

Rinde: 1 ensalada

INGREDIENTES:
- 1 calabacín pequeño-mediano
- 2 palitos de apio, picados
- 1 zanahoria, picada
- 6 tomates uva, en cuartos
- 1 cebolla verde, picada
- 1 cucharadita de espirulina
- jugo de ½ limón
- 1 cucharadita de aceite de oliva virgen extra o ¼ de aguacate
- ajo en polvo y/o mrs. Pista al gusto
- 1 cucharada de levadura nutricional
- pizca de sal

INSTRUCCIONES

a) Espiralice o pele los calabacines en tiras. Mezcle con condimentos, espirulina, levadura nutricional, aceite de oliva virgen extra, jugo de limón y sal.

b) Cubra con las verduras restantes.

38. Ensalada de col rizada, manzana y pecanas con aderezo de espirulina

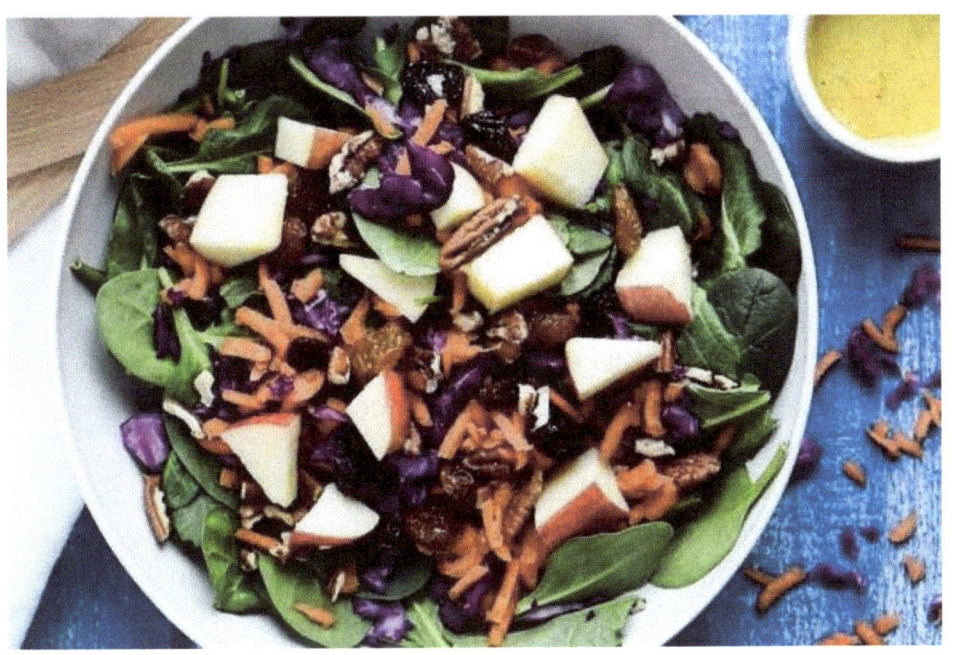

Rinde: 4 porciones

INGREDIENTES:
ENSALADA
- 1 caja pequeña de verduras orgánicas mixtas
- 1 manojo de col rizada
- 1-2 piezas de manzanas, cortadas en trozos pequeños
- ½ taza de pecanas tostadas o deshidratadas

VESTIDO DE CÁÑAMO ESPIRULINA
- ¼ taza de aceite de oliva prensado en frío
- ½ jugo de limón
- ¼ taza de semillas de cáñamo
- 1 cucharadita de espirulina
- 1 cucharada de vinagre de sidra de manzana crudo
- 3 cucharadas de agave
- 1 diente de ajo
- pizca de sal marina del Himalaya

INSTRUCCIONES:
a) Mezcle todos los ingredientes de la ensalada.
b) Tira todos los ingredientes del aderezo en una licuadora hasta que se mezclen bien.
c) Vierta sobre la ensalada. Conservar reposar en la nevera en botella de cristal o recipiente hermético.

39. Ensalada De Espirulina Y Espinacas

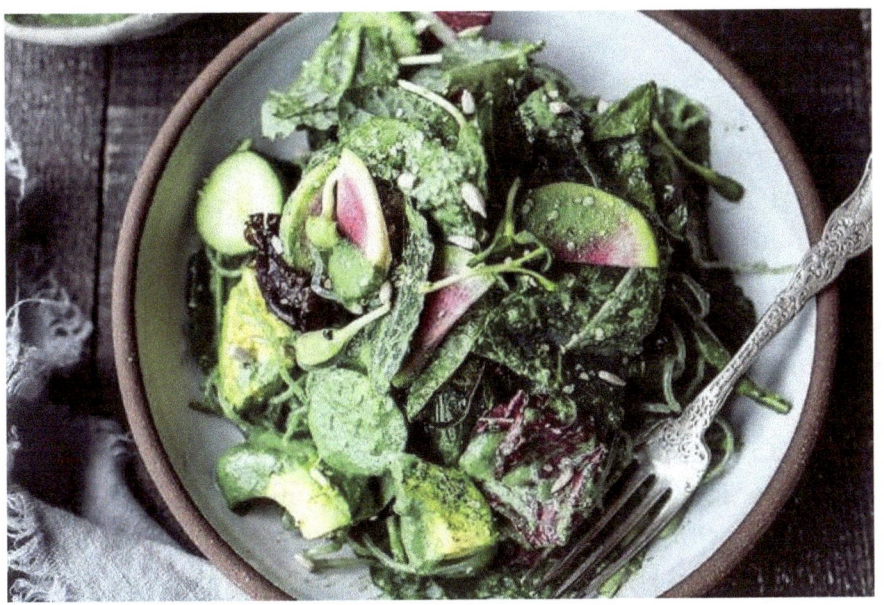

Rinde: 4 porciones

INGREDIENTES:
- 2 tazones grandes de hojas de espinaca baby
- 1 tomate grande cortado en cubitos
- 1-2 aguacates maduros
- 2 puñados de germinados de girasol o trébol
- ½ cucharadita de espirulina en polvo para empezar
- chorrito de aceite de oliva
- Sal marina al gusto

INSTRUCCIONES:
a) Agregue las espinacas a un tazón y mezcle el tomate, el aguacate y los brotes.
b) Comience con ½ cucharadita de polvo de espirulina, un chorrito de aceite de oliva y un poco de sal.

40. Ensalada De Espirulina Tofu

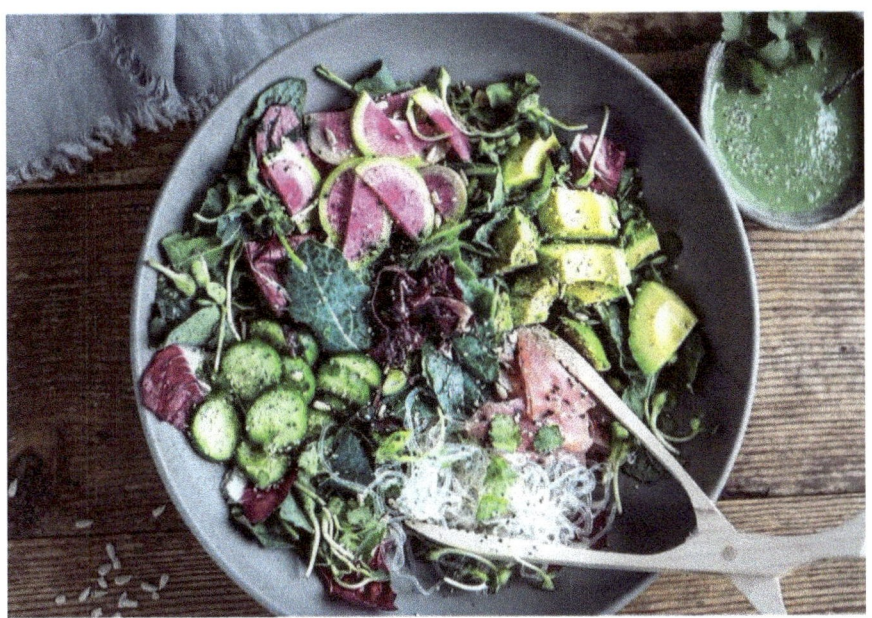

Rinde: 4 porciones

INGREDIENTES:
- 8 onzas de tofu firme
- 1 pimiento
- 2 tomates medianos
- 1 calabacín mediano
- 1 zanahoria mediana rallada
- 2 tallos de apio
- 2 cebolletas, finamente picadas
- 1 cucharada de tamari o salsa de soya
- Una pizca generosa de albahaca, tomillo y mejorana
- Salsa picante o pimienta de cayena
- 1 cucharadita colmada de espirulina

INSTRUCCIONES:
a) Mezcle todos los ingredientes juntos.
b) Casi cualquier combinación de verduras crudas se puede poner en una ensalada de tofu.

SOPAS Y GUISADOS

41. Sopa de guisantes con espirulina

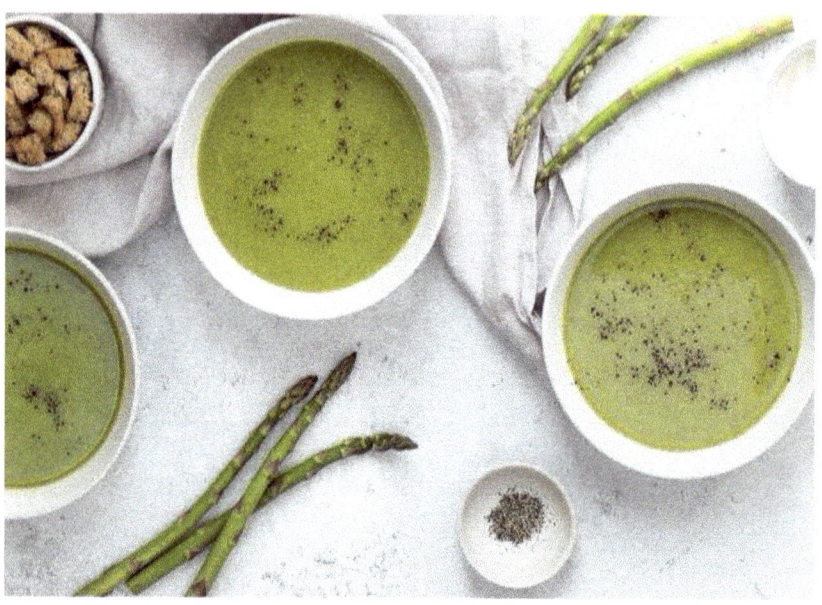

Rinde: 2 porciones

INGREDIENTES:
- 1 cebolla
- 1 cucharadita de espirulina
- 1 chorrito de aceite de oliva
- 1 taza de guisantes
- ½ taza de leche de coco
- 1 cucharadita de cúrcuma
- 1 cucharadita de jengibre recién rallado
- ralladura de un limon
- Una pizca de sal y cilantro picado

INSTRUCCIONES:
a) Rehogar ligeramente la cebolla con aceite de oliva, jengibre y cúrcuma.
b) Agregue los guisantes y continúe cocinando a fuego lento hasta que los guisantes estén tiernos.
c) Agregue la leche de coco y un poco de agua solo para cubrir los guisantes.
d) Deja enfriar y licúalo añadiendo finalmente la espirulina.
e) Rectifica de sal y textura con un poco de agua o si prefieres más leche de coco. Servir con cilantro picado y ralladura de lima.

42. Sopa de coco y espirulina

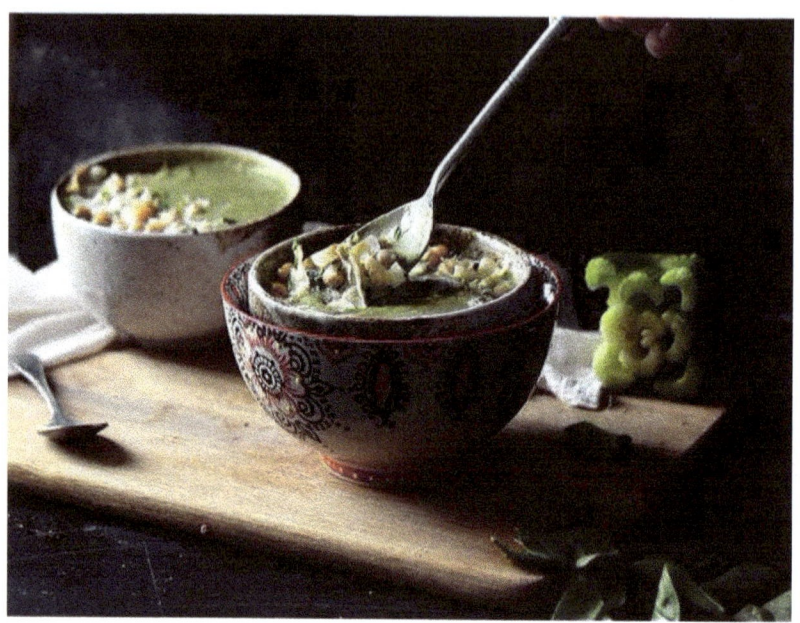

Hace: 5-6

INGREDIENTES:
- 1 cucharadita de semillas de hinojo
- 1 cucharadita de semillas de alcaravea
- 2" pulgadas de jengibre picado
- 3 dientes de ajo picados
- 1 cebolla blanca grande, picada en trozos grandes
- 2 palitos de apio, picados en trozos grandes
- 1 cabeza de brócoli
- 1 calabacín/zucchini, picado
- 1 manzana, pelada y picada
- 2 tazas empacadas de espinacas
- 3 tazas de caldo de verduras
- 1 cucharadita de sal marina
- 1 cucharadita de pimienta
- 2 cucharaditas de espirulina
- 1 cucharada de jugo de lima

INSTRUCCIONES:
a) Caliente 1 cucharada de aceite de oliva en una olla grande a fuego medio-alto y agregue las semillas de alcaravea e hinojo, y caliente hasta que empiecen a estallar.
b) Agregue las cebollas a la sartén y cocine por unos 3 minutos o hasta que estén transparentes.
c) Agregue el ajo y el jengibre y continúe friendo durante 30 segundos, para que esté fragante.
d) Agregue el apio y el brócoli, revuelva para combinar todo y cocine por 1 minuto antes de agregar la manzana, el calabacín, la sal, la pimienta y el caldo de verduras.
e) Lleve el caldo a ebullición y luego reduzca a fuego lento. Cocine a fuego lento durante unos 10 minutos o hasta que las verduras estén tiernas.
f) Agregue la leche de coco y vuelva a hervir a fuego lento.

g) Agregue las espinacas, revuelva y cocine por 1 minuto, hasta que se ablanden y adquieran un color verde vibrante.

h) Retire del fuego y agregue el jugo de lima y la espirulina.

i) ¡Transfiera a una licuadora y mezcle a fuego alto hasta que quede suave! Cubra con picatostes, garbanzos asados o copos de coco.

43. Crema De Espirulina De Coliflor

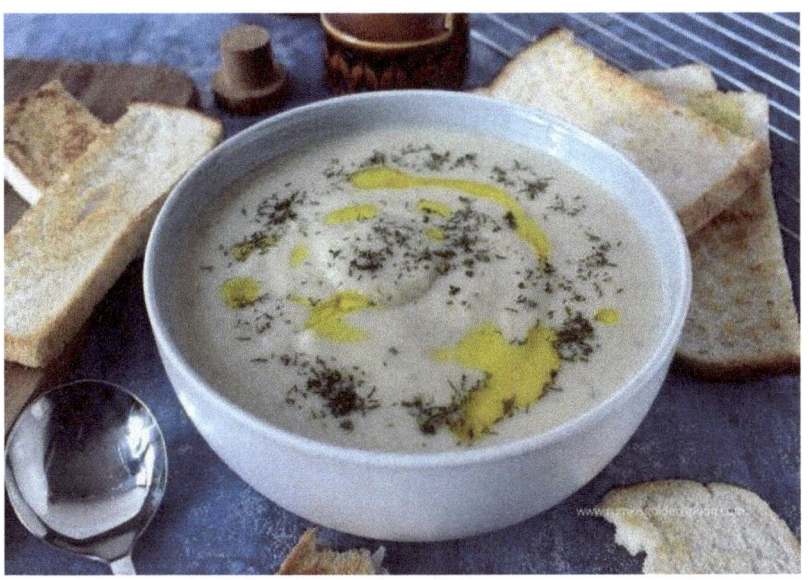

Rinde: 2 porciones

INGREDIENTES:
- 1 cucharada de aceite de sésamo, coco o semilla de uva
- ½ cebolla amarilla o bulbo de hinojo
- 2 dientes de ajo, picados
- 1 cabeza grande de coliflor, picada
- 1 litro de caldo de verduras
- ¼ taza de anacardos crudos sin sal
- 1 cucharadita de espirulina azul
- ½ cucharadita de sal marina, y más al gusto
- 2 cucharadas de semillas de cáñamo, para decorar

INSTRUCCIONES:
a) En una olla grande u horno holandés, caliente el aceite a fuego medio. Agregue la cebolla y el ajo, y saltee durante 3 minutos, hasta que estén ligeramente dorados. Agregue la coliflor y saltee por otro minuto.

b) Agregue el caldo de verduras y aumente el fuego para que hierva. Una vez que hierva, reduzca el fuego y cocine a fuego lento, sin tapar, hasta que la coliflor esté tierna, de 20 a 30 minutos.

c) Retire la sopa del fuego y enfríe a una temperatura ambiente cálida. Transfiera la sopa a una licuadora con anacardos y mezcle a velocidad alta hasta que quede suave y cremosa, 1 minuto. Finalmente, agregue la espirulina azul y mezcle brevemente. Agregue sal al gusto.

d) Servir cubierto con semillas de cáñamo.

44. Sopa cremosa de romanesco con kale y espirulina

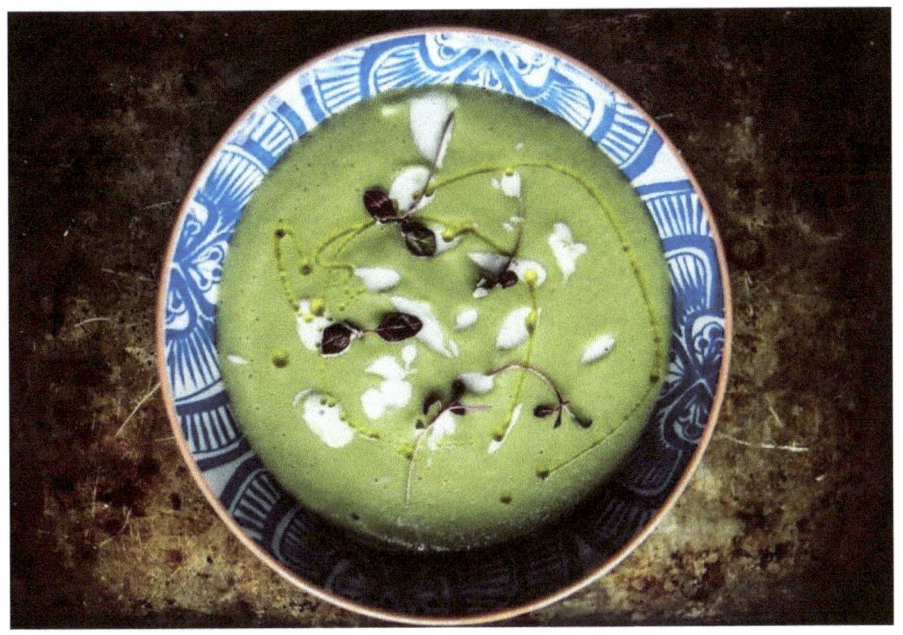

Rinde: 4 porciones

INGREDIENTES:
- 1 románico
- 2 o 3 hojas de col rizada verde o morada
- 1 cebolla
- 1 diente de ajo
- 3 cucharadas de copos de avena
- 1 cucharada de espirulina en polvo
- 2 cucharadas de jugo de limón
- Limón rallado
- Sal, pimienta blanca y aceite de oliva virgen extra
- Brotes de puerro para decorar y darle un toque crujiente

INSTRUCCIONES
a) Cortar el romanesco en flores y enjuagar suavemente bajo el grifo con un colador.
b) Retire el tallo de las hojas de col rizada y córtelas en trozos de una pulgada.
c) Pelar y picar la cebolla.
d) Aplasta el diente de ajo, pélalo y córtalo en rodajas.
e) Rehogar la cebolla hasta que esté transparente.
f) Agregue la col rizada y cocine por 3-4 minutos más.
g) Añadir las flores de romanesco, y las 3 cucharadas de copos de avena y añadir agua hasta cubrir.
h) Sazone con sal y pimienta y cocine por 5 minutos.
i) Apartar del fuego, agregar el jugo de limón y el polvo de espirulina, y triturar hasta obtener una consistencia fina.
j) Decorar con brotes de puerro y rallar por encima la ralladura de limón,

45. Crema de calabaza y jengibre con topping de espirulina

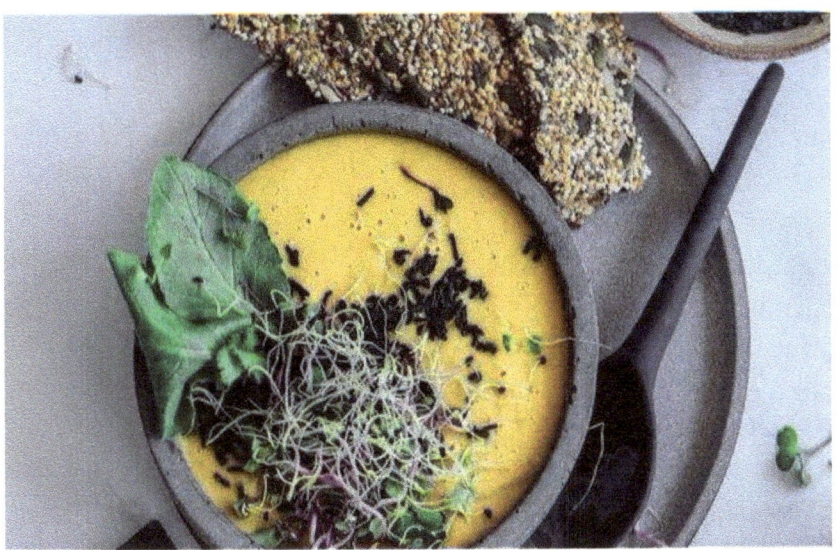

Rinde: 2 porciones

INGREDIENTES:
- 1 kilo de calabaza
- 1 cebolla
- 1 puerro
- 1 rodaja de jengibre
- 1 litro de caldo de verduras
- 1 litro de caldo de verduras
- 1 cucharadita de cúrcuma
- 1 pizca de pimienta
- 1 pizca de sal
- 1 cucharadita de espirulina, crujiente

INSTRUCCIONES

a) Picar la cebolla, el puerro y el jengibre y empezar a sofreírlos en aceite.

b) Cuando los ingredientes estén cocidos, agrega la calabaza y saltea con las especias: cúrcuma, sal y pimienta.

c) Agregue el caldo de verduras y cocine a fuego medio hasta que la calabaza esté cocida, 20 minutos.

d) Machaca todo.

e) Sirve los toppings: espirulina crujiente, aceite de sésamo y hojas verdes.

POSTRE

46. Pudín de chía azul

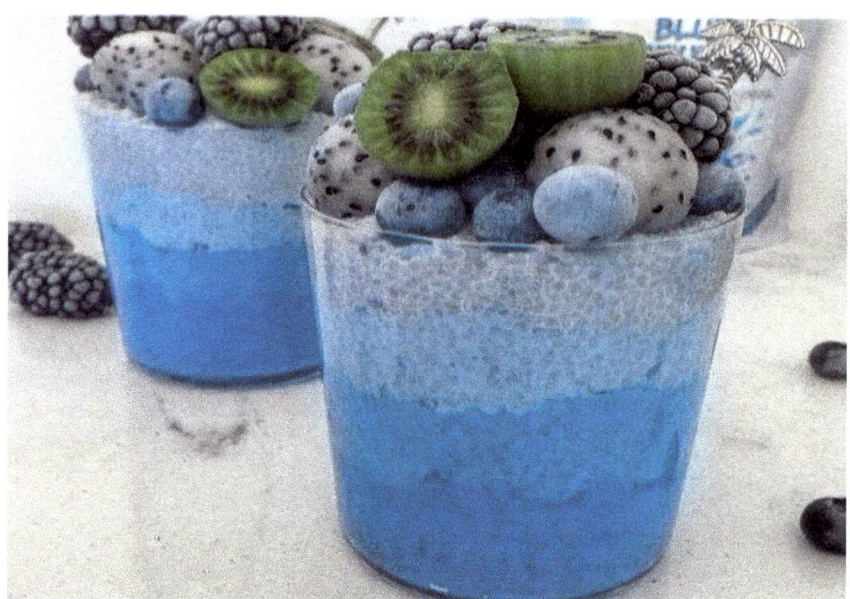

Rinde: 2 porciones

INGREDIENTES:
- 1 taza de leche de almendras
- 3.5 cucharadas de semillas de chía blanca
- 1-2 cucharadas de jarabe de arce
- 1 cucharadita de esencia de vainilla
- 1 cucharadita de polvo de espirulina azul

INSTRUCCIONES:
a) Coloque las semillas de chía, el jarabe de arce, la esencia de vainilla y la leche de almendras en un frasco. Remover
b) todo junto, y sigue revolviendo la mezcla cada 2-3 minutos hasta que tenga una consistencia gelatinosa.
c) consistencia.
d) En tres tazones separados mezcle 2 cucharadas de yogur de coco con espirulina azul
e) polvo para:
f) La capa superior es pudín de semillas de chía solo.
g) La capa azul más clara es ⅓ de una cucharadita de polvo de espirulina azul.
h) Capa intermedia ½ cucharadita de polvo de espirulina azul
i) Capa más oscura 1 cucharadita de polvo de espirulina azul
j) Agregue ¼ de la mezcla de semillas de chía a cada yogur de coco azul y mezcle.
k) Coloca capas en el frasco. Guarde el frasco en el refrigerador.

47. Paletas De Espirulina

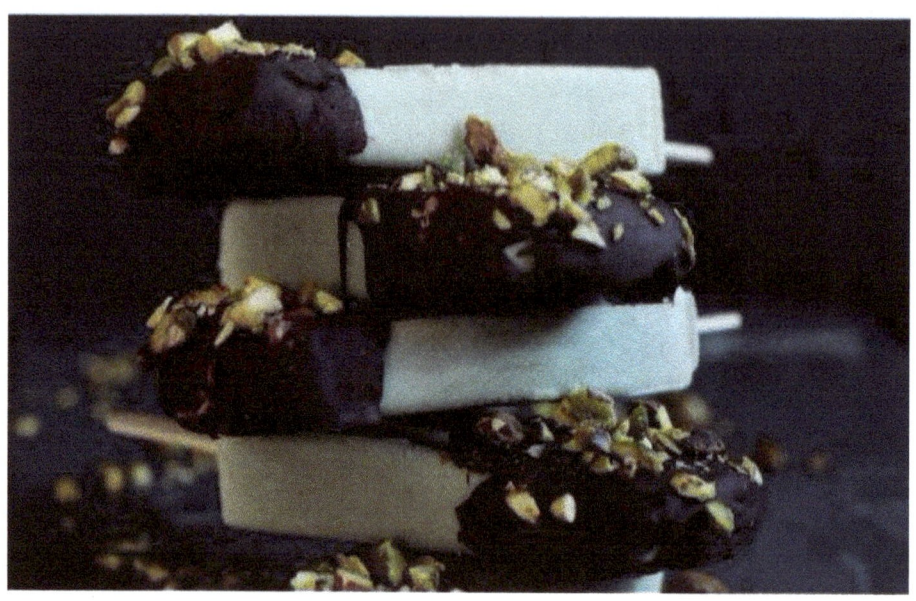

Hace: 8

INGREDIENTES:
- 1 ½ tazas de leche sin lácteos
- 1 taza de uvas verdes
- 2 cucharadas de jugo de lima
- 2 cucharadas de jarabe de arce más o menos al gusto
- 1 cucharada de polvo de espirulina verde
- 1 cucharada de polvo de baobab para aumentar la inmunidad con vitamina C y sabor cítrico

INSTRUCCIONES:
Revuelve la espirulina en 2 cucharadas de agua para disolverla. Luego vierta todos los ingredientes en una licuadora y mezcle suavemente.

a) Pruebe el sabor para asegurarse de que las paletas no sean demasiado amargas, pero tampoco demasiado dulces. Para endulzar, agregue más jugo de lima.

b) Agregue leche si es demasiado espesa. Lo quieres líquido para que las paletas se congelen en paletas heladas.

c) Una vez ajustado, verter en moldes. Coloque el molde en el congelador durante unos 30 minutos, luego inserte los palitos.

d) Congele las paletas durante la noche.

e) Retirar de los moldes sin derretir las paletas siempre es un desafío, especialmente con paletas heladas como estas.

f) Pasé el fondo del molde bajo agua caliente y tiré. Sigue haciendo esto hasta que haya sacado todos los pops.

48. Tarta de queso con coco y espirulina azul y frambuesa

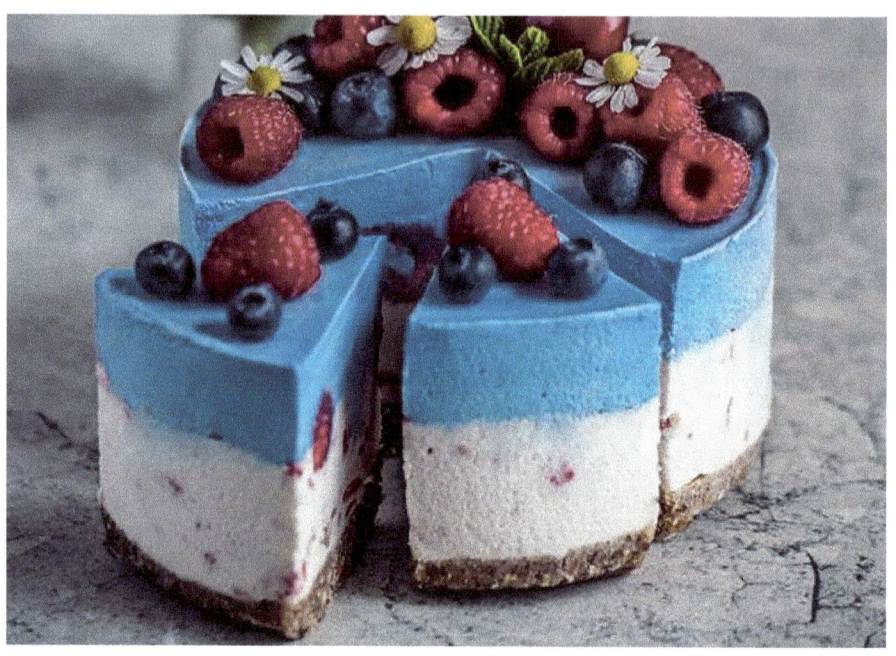

Hace: 6

INGREDIENTES:
CORTEZA
- 80 g de almendras tostadas
- 20 g de copos de avena molida
- 70 g de dátiles previamente remojados en agua mínimo 1 hora

CAPA DE COCO Y FRAMBUESA
- 150 g de anacardos previamente remojados durante al menos 4 horas
- 80 g de crema de coco la crema espesa de una lata de leche de coco entera
- 3-4 cucharadas de agave
- 2-3 cucharadas de jugo de limón
- 2 cucharadas de aceite de coco
- 20 g de coco rallado
- 15 g de frambuesas secas picadas
- 100 g de frambuesas frescas

CAPA DE ESPIRULINA AZUL
- 110 g de anacardos previamente remojados durante al menos 4 horas
- 50 g de crema de coco la crema espesa de una lata de leche de coco entera
- 3 cucharadas de agave
- 2 cucharadas de aceite de coco
- 2-3 cucharadas de jugo de limón
- 1-2 cucharaditas de polvo de espirulina azul

INSTRUCCIONES:

CORTEZA

a) Forrar la base de un molde para panettone de 12x10 cm con papel de horno.

b) Coloque los copos de avena con almendras y los dátiles escurridos en el procesador de alimentos y procese hasta que la mezcla se pegue. Ajustar dulzura.

c) Una vez que esté todo combinado y la mezcla esté agradable y pegajosa, presiónala uniformemente sobre el fondo del molde preparado. Coloque la corteza en el refrigerador mientras hace la capa de coco y frambuesa.

CAPA DE COCO Y FRAMBUESA

d) Escurra los anacardos y colóquelos en una licuadora. Agregue la crema de coco, el agave, el jugo de limón y el aceite de coco y mezcle a alta velocidad hasta que la mezcla se vuelva cremosa.

e) Agregue 20 g de coco rallado y mezcle nuevamente brevemente hasta que todo esté bien combinado.

f) Agregue suavemente las frambuesas frescas y secas con una espátula.

g) Vierta el relleno sobre la corteza. Coloca el pastel en el congelador mientras haces la capa de espirulina azul.

CAPA DE ESPIRULINA AZUL

h) Licúa los anacardos, la crema de coco, el agave, el aceite de coco y el jugo de limón a alta velocidad hasta que la mezcla se vuelva cremosa.

i) Agregue polvo de espirulina azul y mezcle nuevamente brevemente hasta alcanzar el color deseado.

j) Vierta con cuidado la mezcla encima de la primera capa.

k) Coloque el pastel en el congelador para que se asiente durante al menos 4-5 horas.

l) Antes de servir, cubra con bayas frescas o congeladas.

49. Helado De Espirulina

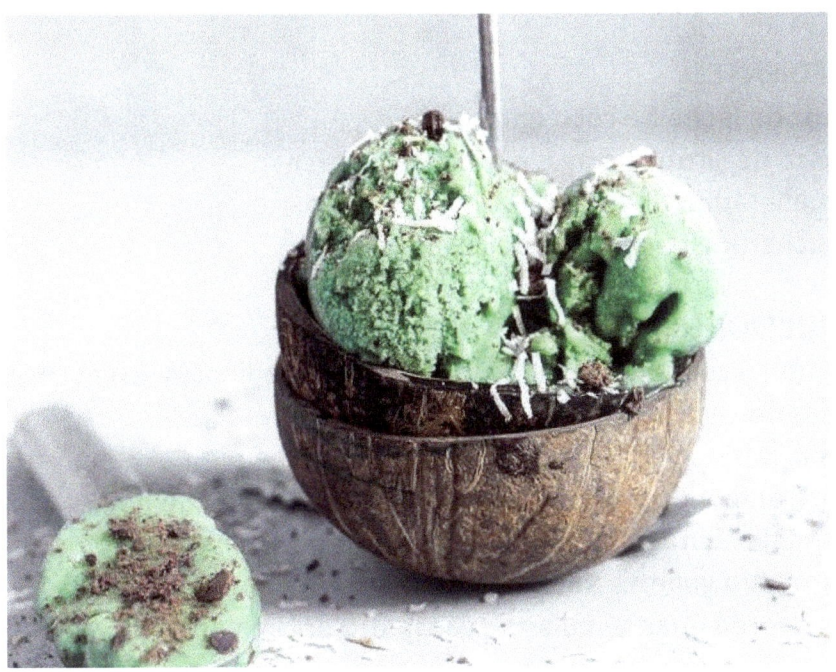

Rinde: 2 porciones

INGREDIENTES:
- 14 oz de leche de coco entera
- ¼ taza de sirope de agave o sirope de arce
- 1 cucharadita de espirulina
- 1 cucharada de semillas de cacao

INSTRUCCIONES:
a) En una licuadora, mezcle todos los ingredientes excepto las semillas de cacao.
b) Pasar la mezcla a un bol. Cúbralo y colóquelo en el congelador durante al menos 3-4 horas. Antes de servir, deje que la mezcla se descongele durante 20 minutos para poder sacarla con una cuchara para galletas de tamaño mediano a grande.
c) Espolvorea unas semillas de cacao por encima antes de servir.

50. Galletas saludables de espirulina

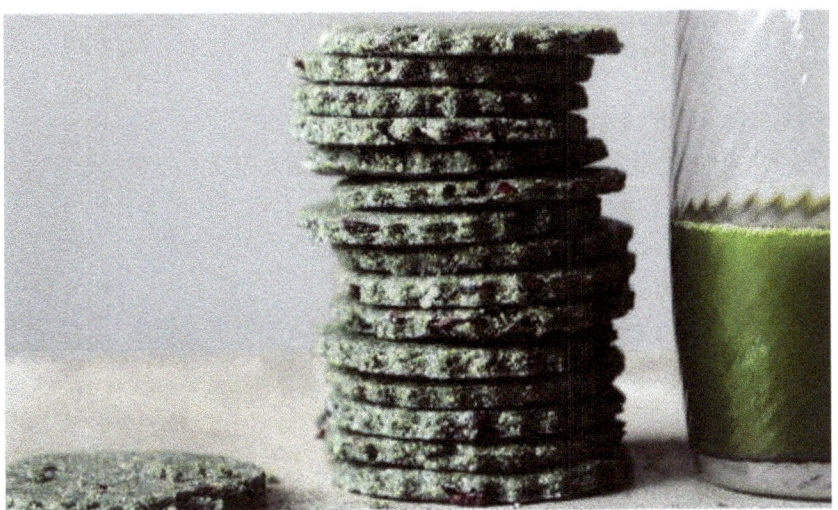

Rinde: 8 galletas

INGREDIENTES:
- 1 cucharada de semillas de chía
- 100 g Mantequilla Vegana
- 50 g de azúcar blanca
- 50 g de azúcar moreno
- 1 cucharadita de extracto de vainilla
- 100 g de harina sin gluten
- 10 g de harina de maíz
- ½ cucharadita de bicarbonato de sodio
- 1.5 cucharadas de espirulina en polvo
- ¼ cucharadita de sal
- 50 g de Chocolate Blanco o Nueces de Macadamia

INSTRUCCIONES:
a) Precalentar el horno a 200°C / 350°F / 160°C con ventilador.
b) Haga un huevo de chía agregando dos cucharadas y media de agua caliente a sus semillas de chía, mezcle bien y reserve.
c) Derrita la mantequilla en una cacerola o en el microondas. Agregue el azúcar y bata hasta que quede suave.
d) Agregue el huevo de chía y la vainilla a su mantequilla y azúcar y mezcle bien.
e) En un tazón grande, tamice la harina, la maicena, el bicarbonato de sodio, la espirulina y la sal y mezcle hasta que se combinen.
f) Vierta la mezcla húmeda y mezcle bien.
g) Dobla tus trozos de chocolate.
h) Forme 8 bolas y colóquelas en una bandeja para hornear forrada con papel pergamino. Deja unos 4 cm entre cada bola.
i) Hornee durante 10 a 12 minutos hasta que los bordes comiencen a crujir.

51. Tarta de queso con espirulina sin horno

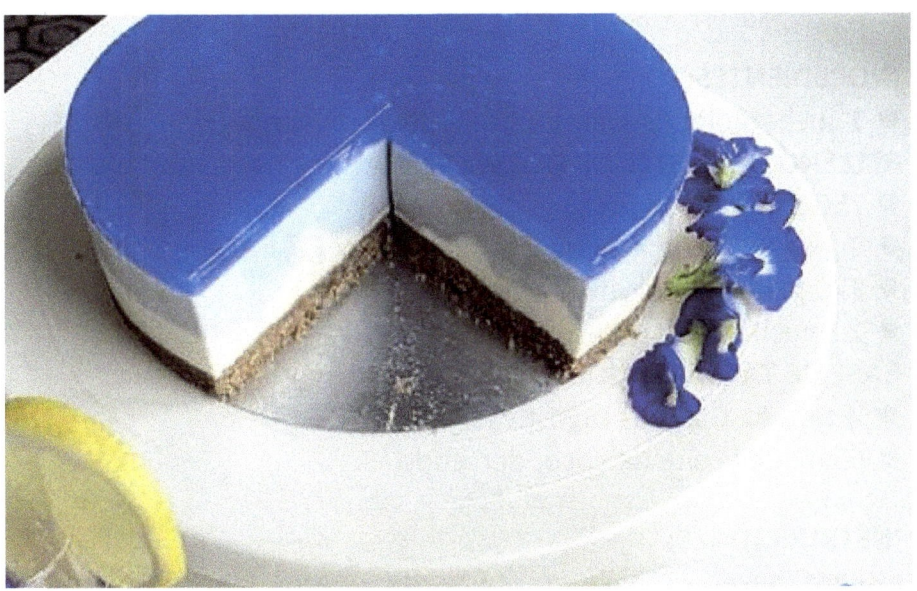

Rinde: 6 porciones

INGREDIENTES:
- 1 cucharadita de esencia de vainilla o almendras

RELLENO DE PASTEL DE QUESO
- 750 g de tofu sedoso
- 4 g de polvo de agar agar
- 170 g de eritritol sin azúcar
- 1.5 cucharadita de espirulina en polvo

BASE DE TARTA DE QUESO
- ½ taza de Galletas Digestivas
- 65 ml de aceite de coco, derretido

INSTRUCCIONES:
a) Para hacer la base de tarta de queso, tritura las galletas digestivas en una bolsa de plástico para alimentos con un rodillo.

b) Luego, transfiera las migas de galleta a un tazón, agregue aceite de coco derretido y mezcle bien.

c) Transfiera la mezcla de galletas a la lata de tarta de queso.

d) Presione las migas firmemente con el dorso de una cuchara hacia abajo en la base para compactarlas y crear una capa uniforme.

e) Luego, enfríalo en el refrigerador por una hora o congélalo por 30 minutos hasta que la base de galleta se haya endurecido.

f) Mientras tanto, enjuague y escurra el tofu sedoso para eliminar el agua salada.

g) Corta el bloque de tofu en cubos, colócalos en un procesador de alimentos y tritúralos hasta que quede suave y cremoso.

h) Transfiera el tofu mezclado a una olla y agregue el polvo de agar poco a poco para evitar grumos, revolviendo hasta que se incorpore.

i) Luego, agregue el azúcar o el edulcorante de eritritol para una opción baja en azúcar, seguido de la esencia de almendras o vainilla si la está usando.

j) Lleve la mezcla de tofu a ebullición suave y cocine a fuego lento durante 3 minutos para activar el agar.

k) Revuelve la mezcla mientras se cocina para evitar que se pegue al fondo de la sartén y se queme.

l) A continuación, vierta un tercio de la crema de tofu sobre la base de galleta fría.

m) Golpee el molde para pastel sobre la encimera para eliminar las burbujas de aire y nivele el relleno de tofu con una espátula o el dorso de una cuchara.

n) En una taza pequeña, disuelva el polvo de Spirulina en un poco de crema de tofu hasta que no tenga grumos.

o) Luego, incorpore la mezcla de guisantes azules a los dos tercios restantes de la crema de tofu.

p) Revuelve bien hasta que tengas una crema de pastel de queso azul uniforme.

q) Vierta con cuidado la crema de tofu azul sobre la capa de tofu blanco.

r) Nuevamente, golpee el molde para pastel en la encimera para eliminar las burbujas de aire y nivele el relleno de tofu azul con una espátula o el dorso de una cuchara.

s) Envuelve el molde con film transparente y refrigera el cheesecake de Spirulina durante 2-3 horas o hasta que el relleno esté cuajado.

t) Coloque el molde en un vaso alto, desbloquee o afloje el anillo del molde para pasteles y deslícelo con cuidado hacia abajo.

u) Una vez liberado, transfiera el cheesecake de Spirulina a un plato de servir, retire la base de lata y decore el pastel a su gusto.

52. Cestas De Merengue De Espirulina

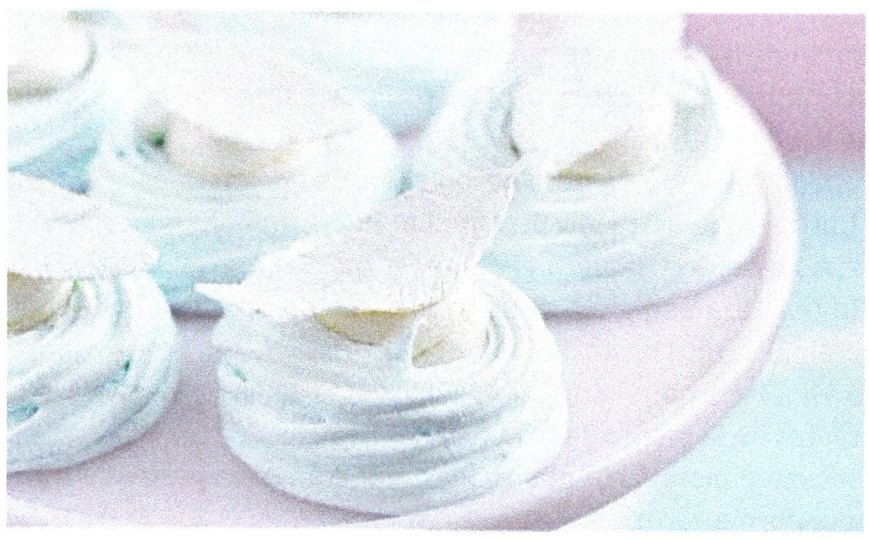

Hace: 11

INGREDIENTES:
MERENGUE
- 3 claras de huevo
- 1 azúcar
- 1 pizca de sal
- 1 cucharada de jugo de limón
- 1 cucharada de espirulina en polvo

RELLENO
- 1 taza de crema
- ¼ taza de azúcar en polvo
- fruta fresca para decorar

INSTRUCCIONES
a) Agregue las claras de huevo a un tazón para mezclar. Sin yema de huevo en absoluto. Al merengue no le gustan los aceites; por lo tanto, cualquier residuo de yema de huevo o aceite afectará el resultado.
b) Mezcle las claras de huevo hasta que estén blancas y espumosas.
c) Agregue lentamente el azúcar mientras mezcla continuamente las claras de huevo. El azúcar de color blanco resalta el color brillante y le da al merengue una textura más firme.
d) Agregue el jugo de limón, el polvo de espirulina y mezcle hasta obtener picos rígidos.
e) Transfiera el merengue a una manga pastelera con una boquilla de estrella abierta. Coloque las cestas de merengue en una bandeja para hornear forrada con un tapete de silicona o papel pergamino. Tubo base circular primero y tres anillos en la parte superior. El merengue puede derretirse a temperatura ambiente, así que trabaje rápido.
f) Hornee las canastas de merengue a 210 Fahrenheit durante unas 3 horas.

g) Revisa con un palillo si el merengue está completamente deshidratado. El palillo debe salir seco y limpio.

h) Para hacer el relleno, mezcle la crema con el azúcar en polvo hasta que esté firme.

i) Rellena las cestas de merengue con la nata y decora con fruta fresca por encima.

53. **Helado De Espirulina**

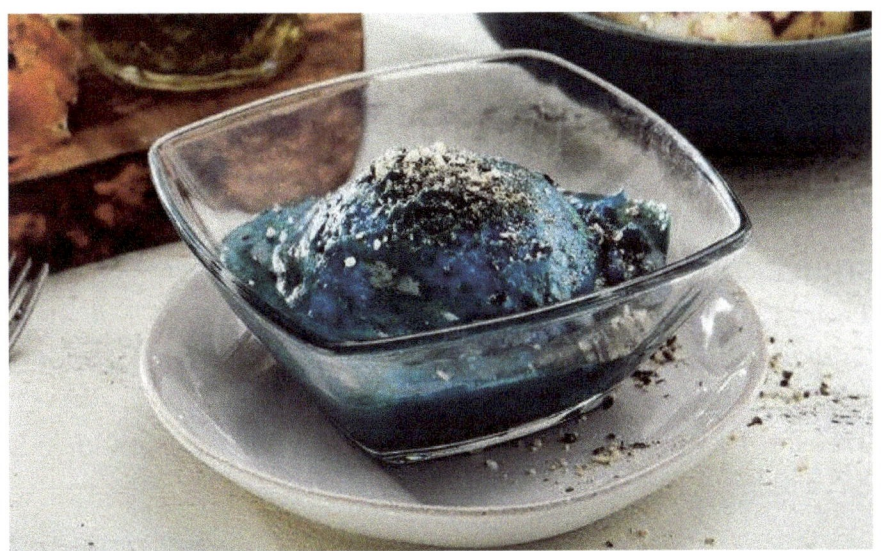

INGREDIENTES:
- 600ml de crema espesa
- 1 lata de leche condensada
- 2 cucharaditas de espirulina en polvo

INSTRUCCIONES

a) Batir la nata hasta que espese.
b) Agregue la leche condensada y el polvo de guisantes azules y continúe mezclando hasta que se combinen.
c) Transferir a un recipiente y congelar hasta que esté sólido.
d) Sirva solo o con frutas u otros ingredientes.

54. Tarta De Crepas De Espirulina

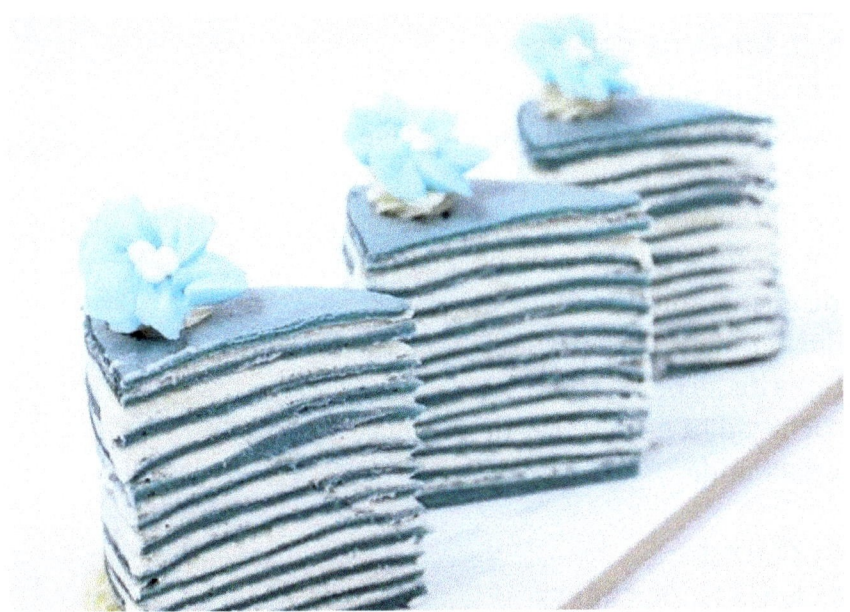

Rinde: 12 crepes

INGREDIENTES:
PARA LA MASA DE CREPES:
- 1½ tazas de harina para todo uso
- 3 cucharaditas de espirulina en polvo
- 1 cucharada de maicena
- 3 cucharadas de azúcar
- 1 cucharadita de polvo de hornear
- ¼ de cucharadita de sal
- 3 Cucharadas de Mantequilla Vegana derretida
- 2 tazas de leche de soya
- 1 cucharadita de extracto de vainilla
- Crema batida

INSTRUCCIONES:
PARA LA MASA DE CREPES:
a) Combine todos los ingredientes para la masa de crepe en una licuadora de alta velocidad o procesador de alimentos y mezcle suavemente

b) Déjalo funcionar durante 30 segundos y asegúrate de raspar los lados de la jarra de la licuadora para obtener una mezcla uniforme.

c) Vierta la masa en un recipiente y refrigere por lo menos 1 hora o toda la noche

d) Remueve enérgicamente antes de freír las crepas.

e) Con una sartén para crepes o una sartén antiadherente de 6 "de diámetro, caliente a fuego medio a alto.

f) Rocíelo ligeramente con aceite en aerosol y luego vierta ¼ de taza de masa para crepes en la sartén caliente, luego inclínelo para que la masa se extienda uniformemente.

g) Cocine durante aproximadamente 1-2 minutos y luego afloje los bordes con una espátula pequeña y déle la vuelta con cuidado para cocinar por el otro lado.

h) Tenga cuidado de no dorar las crepas, desea mantener el color azul vibrante, por lo que deberá controlar su calor.
i) Transfiera los crepes cocidos a una bandeja para hornear forrada con pergamino.
j) Repita el proceso hasta que todos los crepes estén cocidos con un rociado muy pequeño de grasa entre cada crepe.
k) Coloque las crepas en capas sobre la bandeja para hornear con pergamino entre cada capa. No apile las crepas cocidas una encima de la otra sin un forro de pergamino.
l) Una vez que las crepas se enfríen, puede armar el pastel con 2 onzas de crema de mantequilla o crema batida entre cada capa.

55. espirulina paletas de coco

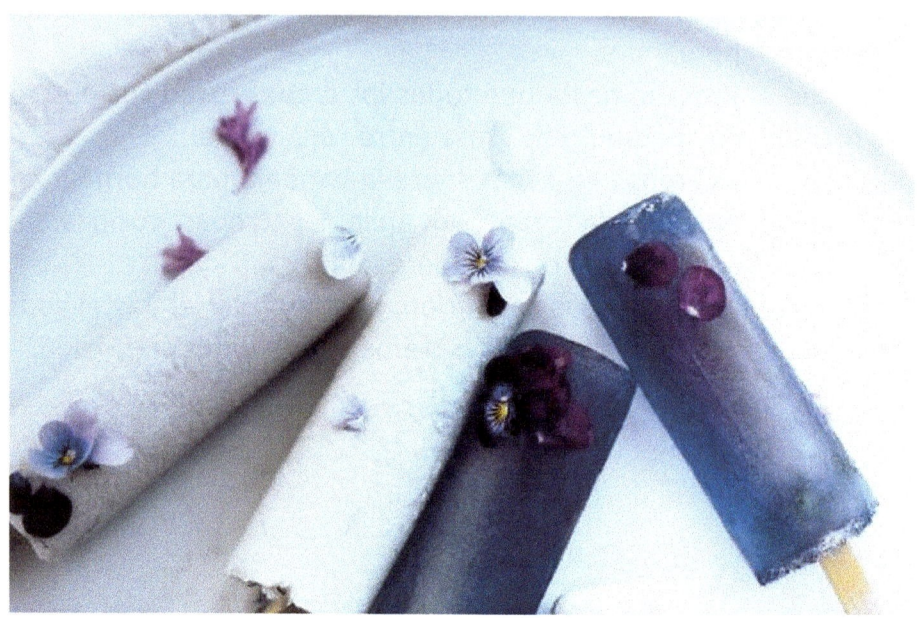

INGREDIENTES:
PALETAS AZULES:
- 1 taza de té de espirulina
- ¼ de taza de sake
- azúcar al gusto

PARA PREPARAR TÉ DE ESPIRULINA AZUL:
- 1 cucharada de té de espirulina azul
- 1 taza de agua caliente filtrada 100°C 3-5 minutos
- déjalo enfriar a temperatura ambiente

COCO:
- 1 lata de crema de coco
- 1 semilla de vaina de vainilla
- nigori - sake sin filtrar al gusto
- jarabe de arce al gusto

INSTRUCCIONES:
a) Mezcla los ingredientes de la paleta azul.
b) Mezcla los ingredientes de la paleta de coco.
c) Vierta la mezcla en los moldes para paletas.
d) Congelar durante 8 horas.
e) Pasa el exterior de los moldes bajo el chorro de agua.
f) Retire las paletas de los moldes.
g) ¡Disfrutar!

56. Parfait de espirulina y arándanos

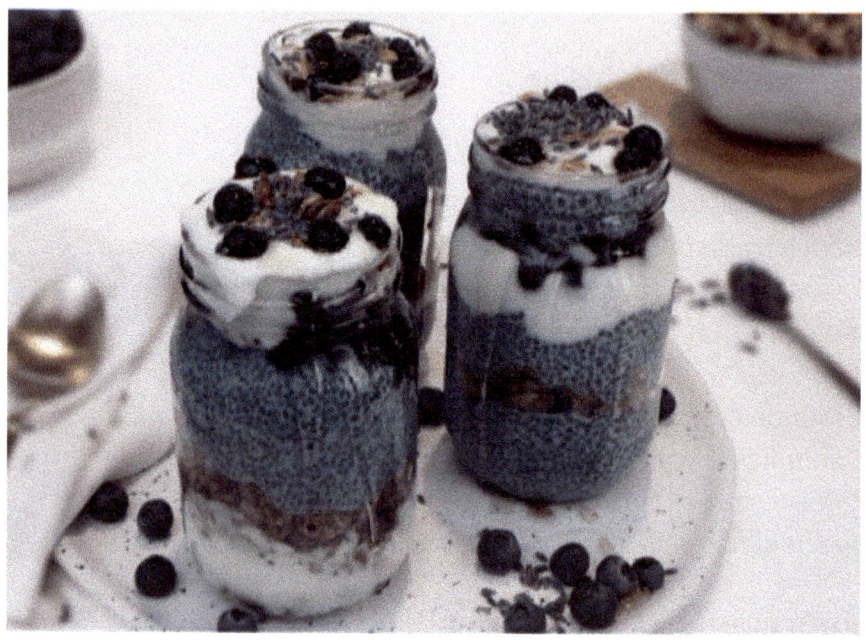

Hace: 1

INGREDIENTES:
- 1 cucharadita de espirulina en polvo
- ⅔ taza de leche de almendras
- 3 cucharadas de semillas de chía
- 1 cucharadita de jarabe de arce
- ¼ taza de granola
- ½ taza de yogur vegano
- ¼ taza de arándanos

INSTRUCCIONES:
a) En un tazón, mezcle 1 cucharadita de polvo de espirulina y ⅔ de taza de leche de almendras.
b) Mezcle 3 cucharadas de semillas de chía y 1 cucharadita de jarabe de arce y deje reposar durante unos 10 minutos.
c) Para armar el parfait, comience con pudín de chía en el fondo de un vaso.
d) Agregue ¼ de taza de granola. Agregue ½ taza de yogur de vainilla a base de plantas.
e) Para servir, adorne con ¼ de taza de arándanos y espolvoree algunos pedazos extra de granola encima. ¡Disfrutar!

57. Pastel Pandan De Espirulina

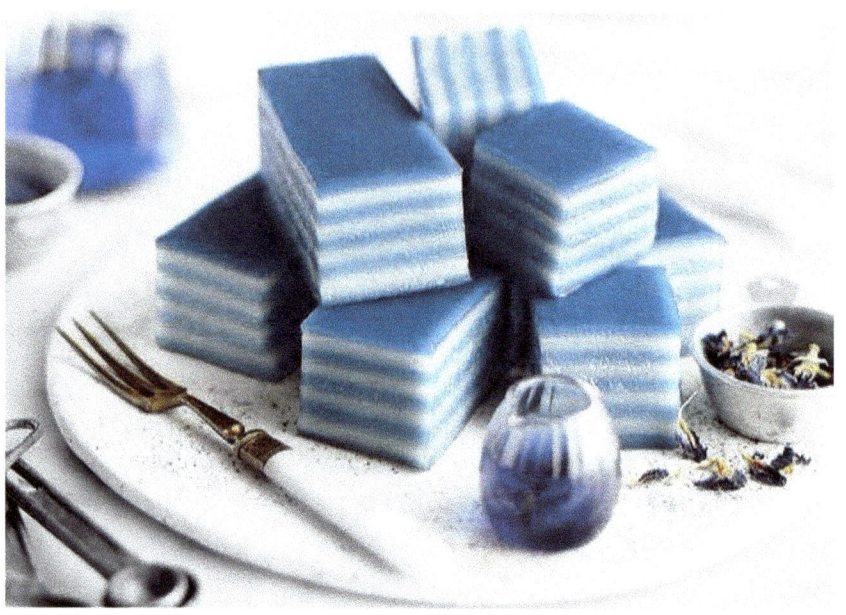

INGREDIENTES:
- 1 ½ tazas de agua
- 2 ½ tazas de leche de coco
- 3 hojas de pandan, anudadas
- 1 ½ polvo de hoja de pandan esmeralda
- ¾ taza de azúcar de elección
- ½ cucharadita de sal
- 2 tazas de harina de tapioca
- ¾ taza de harina de arroz
- ¾ taza de harina normal
- 2 cucharaditas de Spirulina en polvo disueltas en 2 cucharaditas de agua

INSTRUCCIONES:
a) En una olla grande, combine el agua, la leche de coco, el azúcar, la sal, las hojas de pandan y el polvo de hoja de pandan esmeralda hasta que el azúcar se disuelva. Apaga el fuego, deja que la mezcla se enfríe por completo.
b) En un tazón, mezcle la harina de tapioca, la harina de arroz y la harina normal. Dejar de lado.
c) Deseche las hojas de pandan de la mezcla de leche de coco. Agregue gradualmente la mezcla de coco a la mezcla seca con un batidor manual. Batir hasta que quede suave y combinar. Luego colar la mezcla a través de un colador.
d) Divida la mezcla en dos porciones iguales, agregue el polvo de Spirulina disuelto en una porción, manteniendo una porción blanca.
e) Cubra un molde para pasteles con papel pergamino y luego colóquelo en la vaporera.
f) Use tazas medidoras del mismo tamaño para servir las mezclas.
g) Comience con el color azul, luego blanco y azul. Vierta ½ taza de masa azul en la sartén. Cocer al vapor durante 5 minutos.

h) Luego vierta la capa blanca y cocine al vapor durante 5 minutos. Repite esta secuencia hasta obtener 9 capas. Finalmente, cueza al vapor durante 15 minutos.

i) Deje que se enfríe durante al menos 4 horas antes de rebanar. ¡Usa un cuchillo engrasado para cortar el pastel y disfruta!

58. Bundt de mármol de espirulina

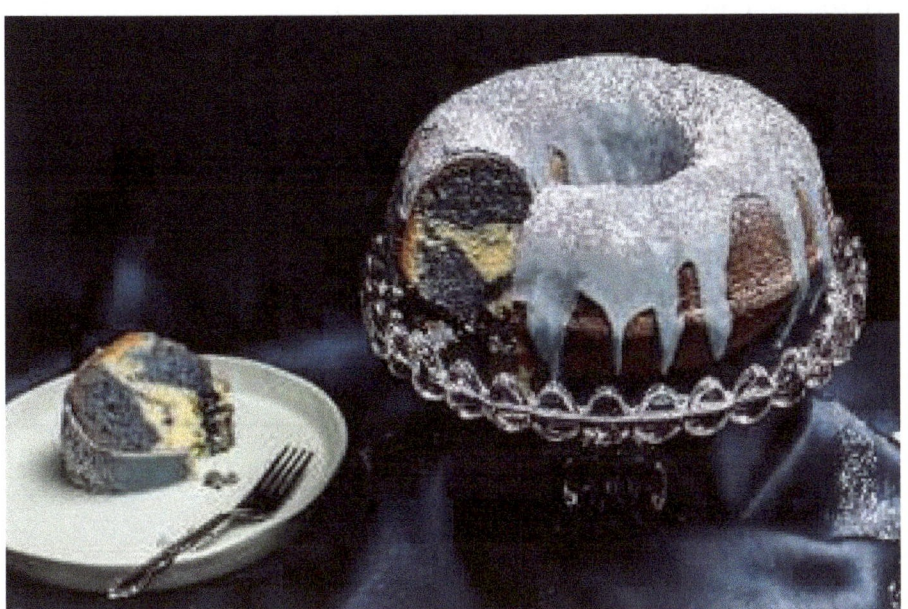

Rinde: 1 paquete

INGREDIENTES
Espirulina en polvo MARBLE BUNDT
- 3½ tazas de harina para todo uso
- 4 cucharaditas de polvo de hornear
- ¾ cucharadita de sal
- ¾ taza de mantequilla sin sal temperatura ambiente
- ½ taza de aceite vegetal
- 1¾ tazas de azúcar granulada
- 3 huevos + 2 claras de huevo temperatura ambiente
- 4 cucharaditas de vainilla
- 1½ tazas de suero de leche
- 1 cucharada de espirulina en polvo
- 1 cucharada de leche

GLASEADO DE VAINILLA
- 1½ tazas de azúcar en polvo
- 1 cucharadita de espirulina en polvo
- ½ cucharadita de vainilla
- 2-4 cucharadas de leche

INSTRUCCIONES
Espirulina en polvo MARBLE BUNDT
a) Precaliente el horno a 350°F / 175°C. Unte con mantequilla y enharine generosamente un molde Bundt de 12 tazas de capacidad.
b) En un tazón mediano, mezcle la harina, el polvo de hornear y la sal. Dejar de lado.
c) En el tazón de una batidora de pie equipada con el accesorio de paleta, mezcle la mantequilla, el aceite y el azúcar durante 5 minutos hasta que esté suave y esponjoso.
d) Raspe los lados del tazón y agregue un huevo a la vez, batiendo durante 20 segundos entre cada adición. Agregue la vainilla con el último huevo.

e) Alterne entre agregar la mezcla de harina y el suero de leche. Agregue ⅓ de la mezcla de harina, luego ½ del suero de leche, ⅓ de la harina, la ½ restante del suero de leche y el ⅓ restante de la harina.

f) Retire ~3 tazas de masa y colóquela en un tazón mediano. En un tazón pequeño, mezcle el polvo de Spirulina y la leche. A las 3 tazas, mezcle suavemente la mezcla de polvo de espirulina hasta que la masa esté completamente azul.

g) Extienda uniformemente ~⅓ de la masa de vainilla en el Bundt. Use ~⅓ de la masa azul para colocar cucharadas grandes sobre la vainilla, luego use un cuchillo para agitar suavemente el azul.

h) Agregue otro ⅓ de la vainilla encima, repita las cucharadas y agite dos veces, terminando con la masa azul encima.

i) Hornee durante 50-60 minutos, hasta que al insertar un cuchillo en el Bundt, éste salga limpio o con solo unas pocas migajas húmedas.

j) Deje que el pastel se enfríe en el molde durante 10-15 minutos. Una vez que el molde esté lo suficientemente frío como para tocarlo, voltea el pastel sobre una superficie limpia. Deje que el pastel se enfríe completamente antes de glasear.

GLASEADO DE VAINILLA

k) En un tazón, mezcle todos los ingredientes comenzando con 2 cucharadas de leche. Agregue más leche según sea necesario para llegar a la consistencia deseada.

l) Vierta el glaseado uniformemente sobre el pastel.

m) Opcional: Vierta 1 cucharadita de colorante alimentario blanco en un tazón. Usa un pincel para motear el pastel. Cubra con pétalos de rosa y chispas de perlas de azúcar blanco.

n) ¡Servir y disfrutar!

59. Crema agradable de plátano y espirulina

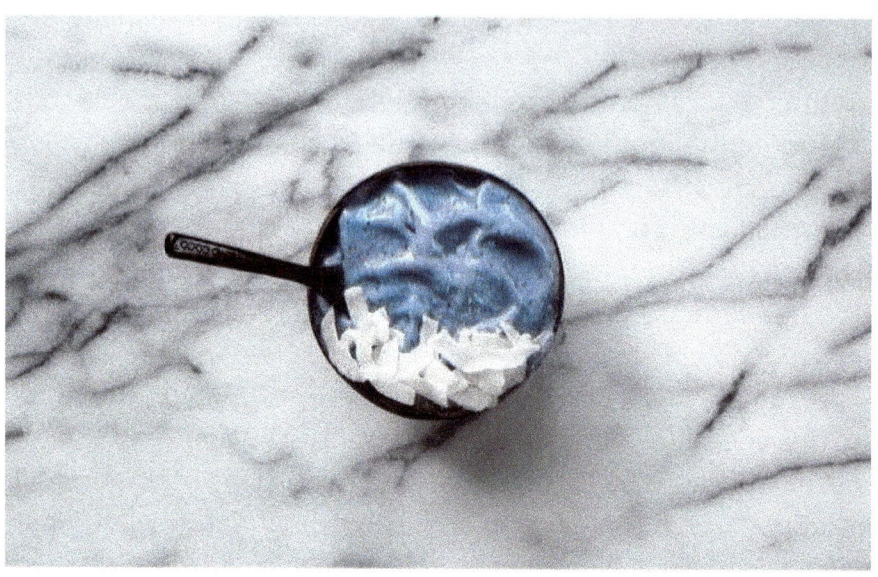

Hace: 2-3 porciones

INGREDIENTES:
- 2 plátanos grandes, pelados, cortados en trozos y luego congelados
- 1 cucharadita de espirulina en polvo

ADICIÓN:
- Coco rallado

INSTRUCCIONES:
a) Coloque los trozos de plátano en un procesador de alimentos equipado con la cuchilla S y encienda la máquina.
b) Deje que el motor funcione hasta que los plátanos tengan una textura súper cremosa, como un helado suave.
c) Después de que los plátanos se vuelvan cremosos, agregue el polvo de Spirulina y mezcle.
d) Servir inmediatamente con coco rallado.

60. de la espirulina y la frambuesa

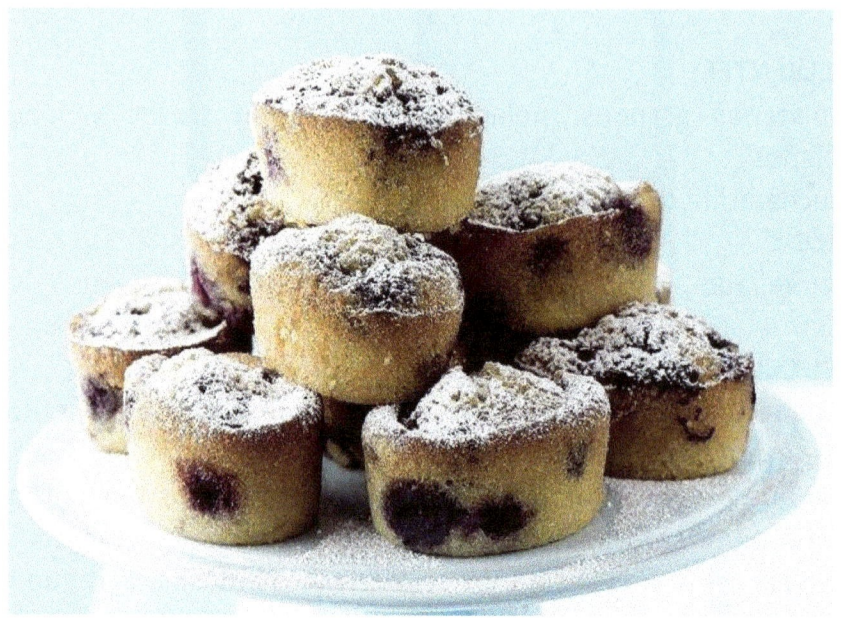

Hace: 4

INGREDIENTES:
- 95 g de mantequilla sin sal, en cubos
- 135 g de claras de huevo
- 150 g de azúcar granulada
- 100 g de harina de almendras
- 60g de harina
- 12 g de espirulina en polvo
- pizca de sal
- Opcional: frambuesas frescas/congeladas

INSTRUCCIONES:
a) Engrasa bien los moldes para muffins con mantequilla y espolvorea harina con moderación sobre ellos.
b) Calienta la mantequilla en una sartén a fuego medio-bajo y deja que se cocine hasta que esté dorada.
c) Apaga el fuego y retíralo del fuego una vez que esté dorado, de lo contrario, pasará de dorado a negro muy rápidamente.
d) Deje enfriar a temperatura ambiente mientras prepara el resto de los ingredientes.
e) En un bol, colocar juntos el azúcar, la harina y la almendra molida, la espirulina en polvo y la sal.
f) Batir un poco los ingredientes secos.
g) Agregue la mantequilla y bata para combinar.
h) Agregue las claras de huevo lentamente mientras bate hasta que se incorporen. No es necesario crear demasiado volumen en las claras de huevo. Hago todo esto a mano ya que solo necesitas que la masa se junte.
i) Vierta la masa friands en los moldes para muffins engrasados. Coloque una frambuesa en el centro del amigo. Hornee en un horno precalentado a 190 grados durante unos 15 minutos, o hasta que salte al tacto.

j) Deja que se enfríe un poco en los moldes para muffins antes de desmoldar. Enfriarlos completamente sobre rejillas antes de servir.

61. Trufas De Espirulina

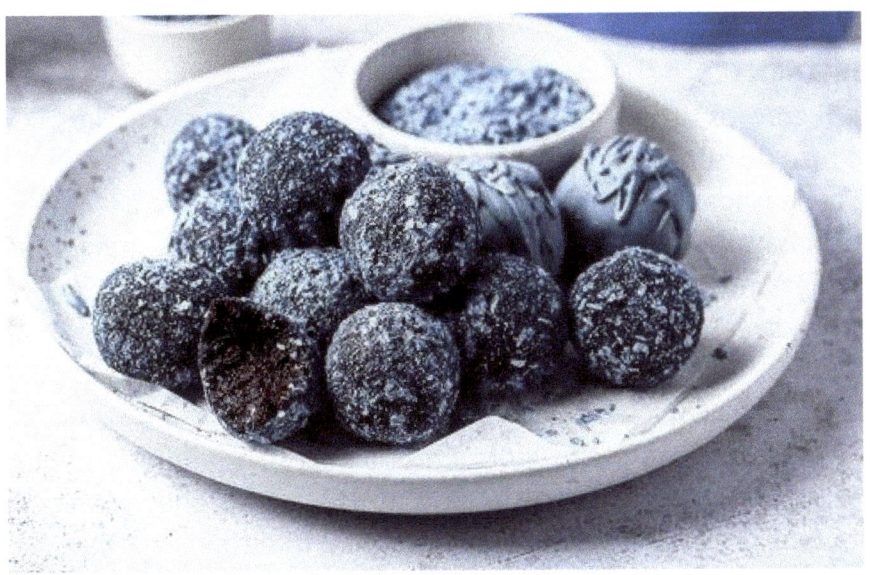

Rinde: unas 50 trufas

INGREDIENTES:
- 225 gramos de crema espesa
- ¼ taza de jarabe de arce
- 2 cucharadas de azúcar moreno
- 1 cucharada de Spirulina, más otra cucharada para espolvorear
- 340 gramos de chocolate amargo, finamente picado
- pizca de sal kosher

INSTRUCCIONES:
a) Lleve la crema a fuego lento en una cacerola pequeña a fuego lento, agregue el jarabe de arce y el azúcar moreno, y revuelva hasta que se disuelva, aproximadamente 2 minutos.
b) Agregue 1 cucharada de espirulina, revuelva hasta que se disuelva y reserve.
c) Coloque el chocolate en un tazón grande y vierta la mezcla de crema. Mezcle bien y vierta en una bandeja para hornear forrada con papel pergamino. Alisarlo con una espátula de goma.
d) Enfríe en el refrigerador durante aproximadamente una hora.
e) Con una cuchara, saque una cucharadita colmada y haga una bola con las palmas de las manos.
f) Repita hasta usar todo el chocolate; debe terminar con unas 50 trufas.
g) Alinearlos en una bandeja o plato, y espolvorearlos con la Spirulina adicional, utilizando un colador fino.
h) Cubra con una rociada muy ligera de Spirulina.

62. Fudge de té de espirulina

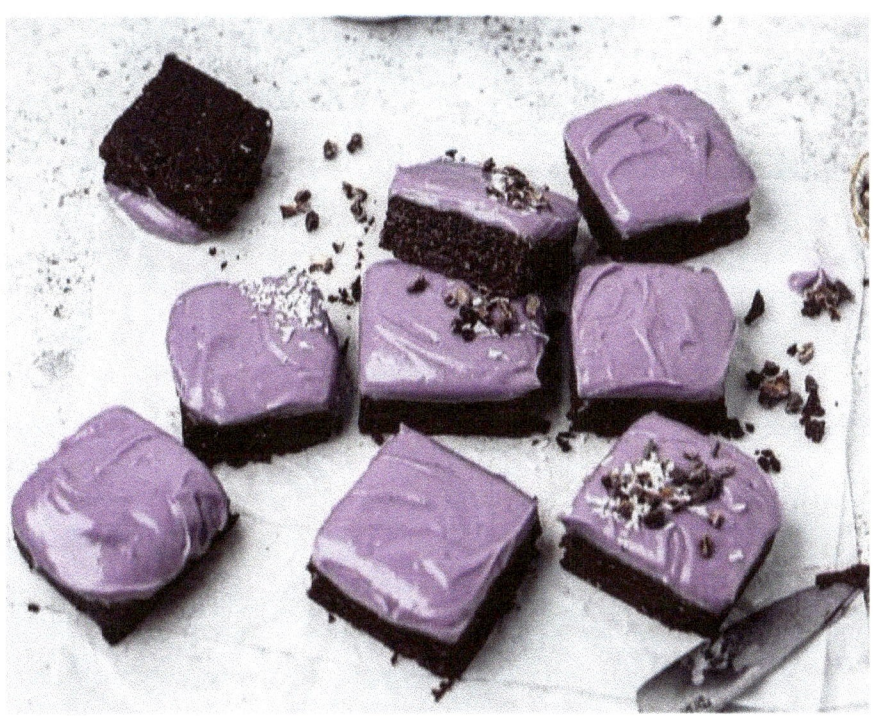

Hace: 4

INGREDIENTES:
- 85 g Mantequilla de almendras tostadas
- 60 g de harina de avena
- 1 taza de leche de almendras de vainilla sin azúcar
- 168 g de proteína en polvo
- 4 onzas de chocolate amargo, derretido
- 4 cucharaditas de espirulina en polvo
- 1 cucharadita de extracto de stevia
- 10 gotas de limón

INSTRUCCIONES:
a) Derrita la mantequilla en una cacerola y agregue la harina de avena, la espirulina, la proteína en polvo, las gotas de limón y la stevia. Mezclar bien.
b) Ahora vierta la leche y revuelva constantemente hasta que esté bien combinado.
c) Transfiera la mezcla a un molde para pan y refrigere hasta que cuaje.
d) Rocíe el chocolate derretido encima y refrigere nuevamente hasta que el chocolate esté firme.
e) Corta en 5 barras y disfruta.

63. Crema De Calabaza De Espirulina

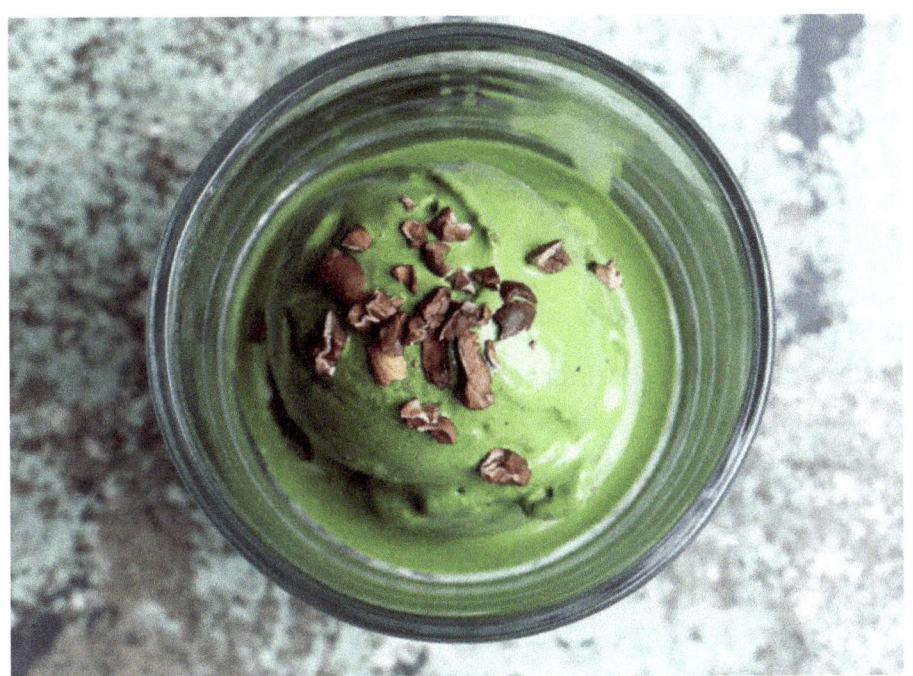

Marcas: 2

INGREDIENTES:
- 1 lata de calabaza enlatada congelada
- Agua de coco
- 2 fechas
- 1 cucharada de polvo de espirulina

INSTRUCCIONES:
a) Coloque todos los ingredientes a través de su procesador de alimentos.
b) Servir en un plato bonito.
c) Decora con el topping de tu elección.

64. Crema agradable de aguacate y espirulina

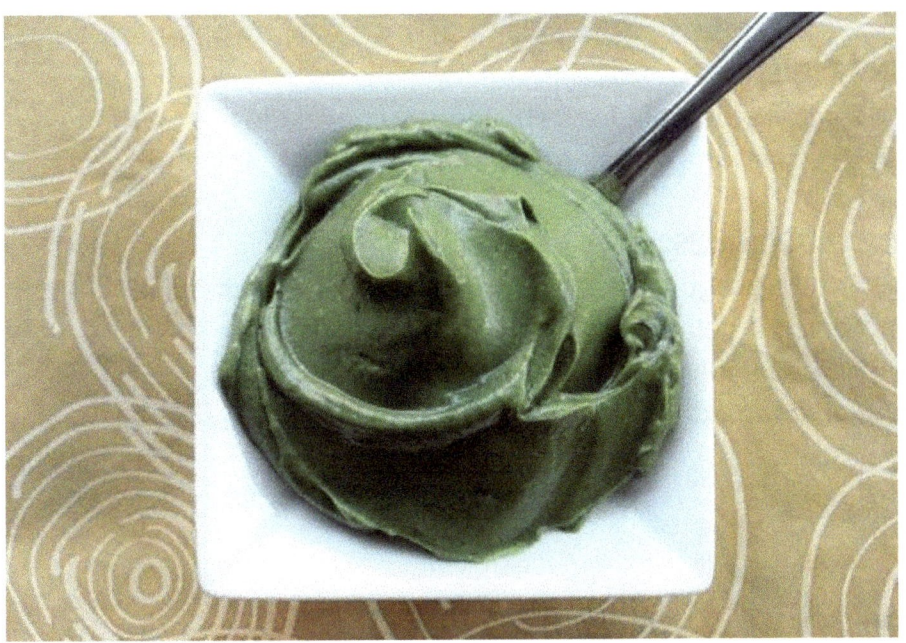

Hace: 2-3 porciones

INGREDIENTES:
- 2 aguacates, pelados, rebanados y congelados
- 1 cucharadita de espirulina en polvo

INSTRUCCIONES:
a) Triture el aguacate hasta que tenga una textura súper cremosa, como un helado suave.
b) Agregue polvo de espirulina y mezcle.
c) Servir inmediatamente.

65. espirulina Copas de bayas

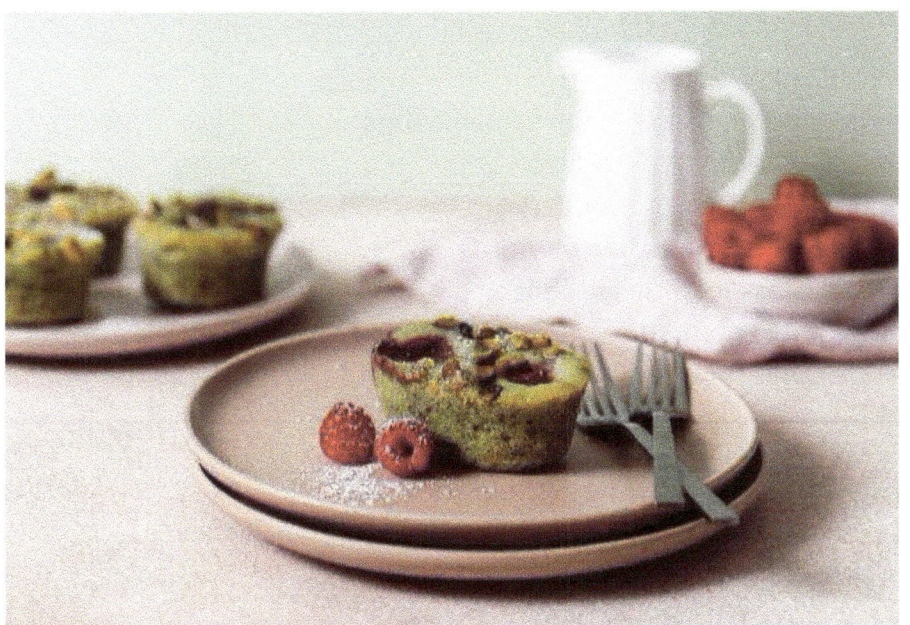

Hace: 4

INGREDIENTES:
- 95 g de mantequilla sin sal, en cubos
- 135 g de claras de huevo
- 150 g de azúcar granulada
- 100 g de harina de almendras
- 60 g de harina de garbanzos
- 12 g de espirulina
- pizca de sal
- Bayas

INSTRUCCIONES:
k) Engrasa tus moldes para muffins con mantequilla y espolvoréalos con harina.
l) Calienta la mantequilla en una sartén a fuego bajo-medio.
m) Apagar el fuego y retirar del fuego una vez que esté dorado.
n) En un bol, colocar el azúcar, la harina de garbanzos y la almendra molida, la espirulina en polvo y la sal.
o) Batir un poco los ingredientes secos.
p) Agregue la mantequilla y bata para combinar.
q) Agregue las claras de huevo lentamente mientras bate hasta que se incorporen.
r) Vierta la masa en los moldes para muffins engrasados.
s) Coloque una baya en el centro.
t) Hornee en un horno precalentado a 190 grados durante unos 15 minutos, o hasta que salte al tacto.
u) Deja que se enfríe un poco en los moldes para muffins antes de desmoldar.
v) Enfriarlos completamente sobre rejillas antes de servir.

66. espirulina Bolas de coco

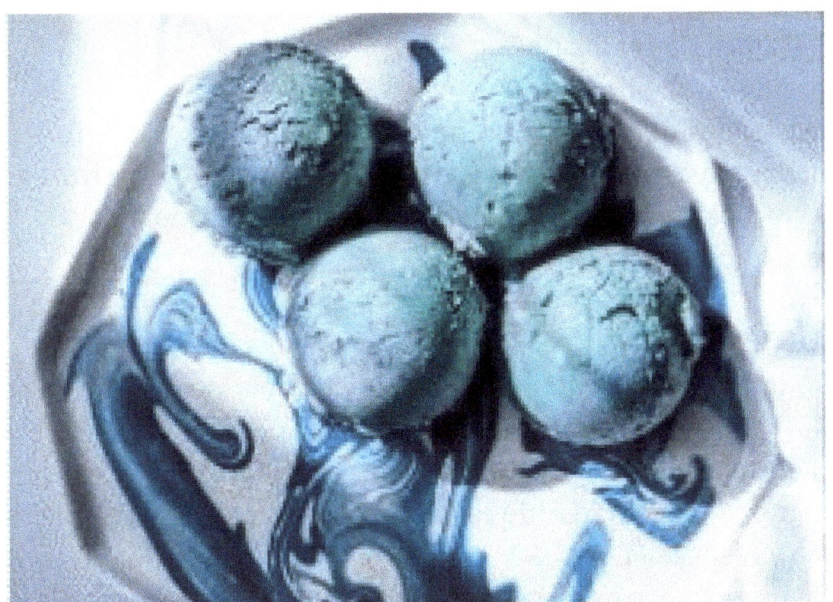

Hace: 50

INGREDIENTES:
- 225 gramos de crema de coco
- ¼ taza de jarabe de arce
- 2 cucharadas de azúcar moreno
- 1 cucharada de Spirulina, más otra cucharada para espolvorear
- 340 gramos de chocolate amargo, finamente picado
- sal o sal kosher

INSTRUCCIONES:
i) Lleve la crema a fuego lento en una cacerola pequeña a fuego lento, agregue el jarabe de arce y el azúcar moreno, y revuelva hasta que se disuelva, aproximadamente 2 minutos.
j) Agregue 1 cucharada de espirulina, revuelva hasta que se disuelva y reserve.
k) Coloque el chocolate en un tazón grande y vierta la mezcla de crema.
l) Mezcle bien y vierta en una bandeja para hornear forrada con papel pergamino. Alisarlo con una espátula de goma.
m) Enfriar en el refrigerador durante aproximadamente una hora.
n) Con una cuchara, saque una cucharadita colmada y haga una bola con las palmas de las manos.
o) Alinearlos en una bandeja o plato, y espolvorearlos con la Spirulina adicional, utilizando un colador fino.

AUCES

67. humus de espirulina

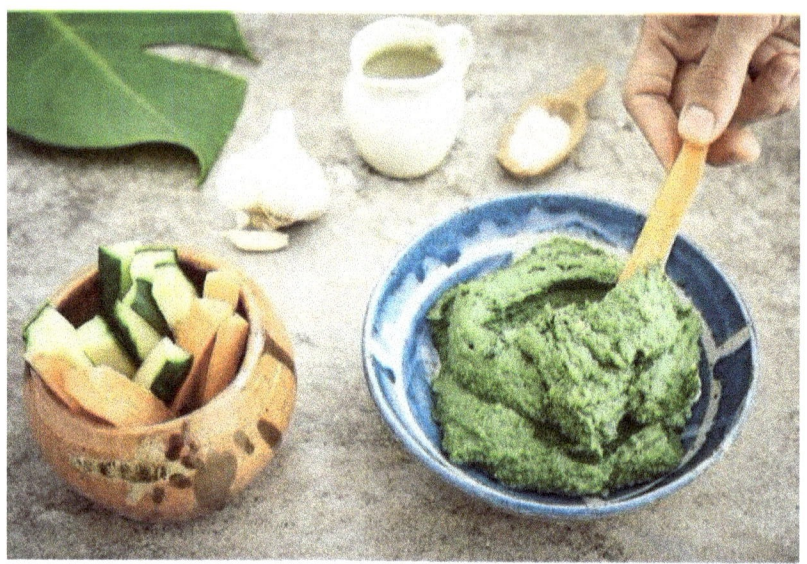

Rinde: 2 porciones

INGREDIENTES:
- 1 lata de garbanzos, escurridos, líquido reservado
- 1 cucharada de aceite de oliva
- 2 cucharaditas de tahini
- 1 cucharada de jugo de limón recién exprimido
- 1 diente de ajo, machacado
- ½ cucharadita de sal

INSTRUCCIONES:
a) Coloque los garbanzos, el aceite de oliva, el tahini, el jugo de limón, el ajo y la sal en un procesador de alimentos.

b) Encienda el procesador de alimentos y vierta lentamente un poco del líquido de garbanzos reservado mientras la máquina funciona.

c) Cuando la mezcla esté completamente combinada y suave, transfiérala a un plato para servir.

68. Dip de espirulina y guacamole

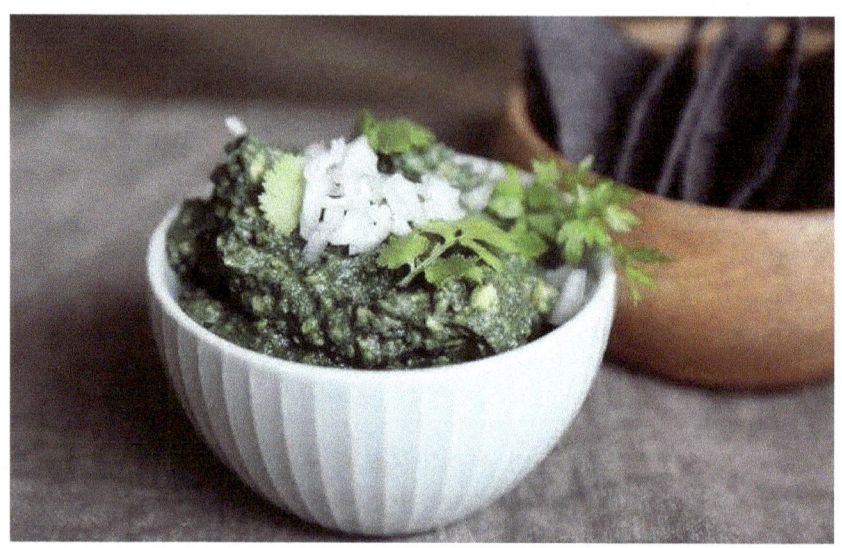

Rinde: 2 porciones

INGREDIENTES:
- 2 aguacates, sin hueso
- Jugo de 1 limón
- Zumo de 1 lima
- 1 diente de ajo, picado grueso
- 1 cebolla amarilla mediana, picada en trozos grandes
- 1 jalapeño, en rodajas
- 1 taza de hojas de cilantro
- 3 cucharadas de espirulina
- 1 tomate sin semillas y picado o ½ taza de tomates uva, cortados por la mitad
- Sal y pimienta para probar

INSTRUCCIONES:
a) Ponga todos los ingredientes, excepto los tomates, en una licuadora y mezcle hasta que se combinen.
b) Agregue los tomates y sazone al gusto.

69. pesto de espirulina

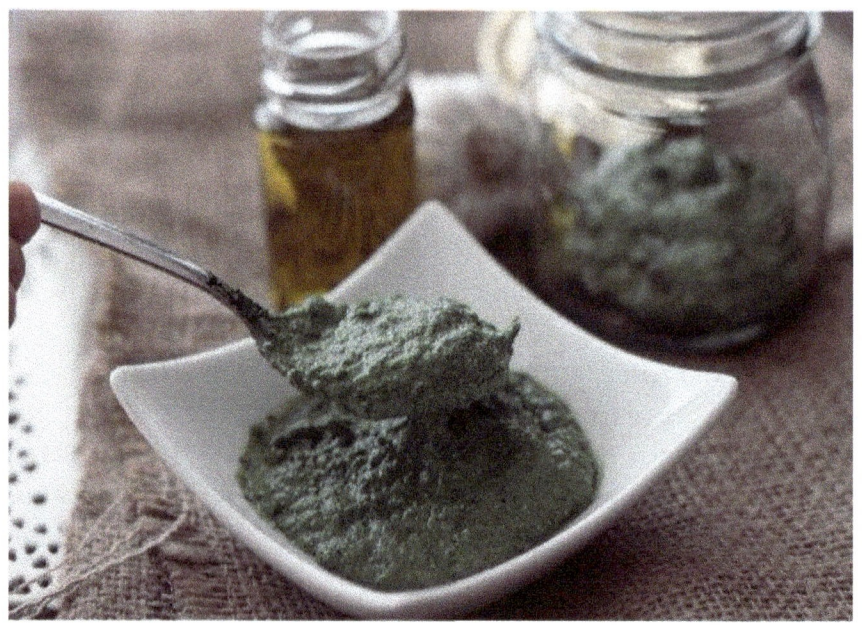

Rinde: 2 porciones

INGREDIENTES:
- 1 taza empacada de hojas de albahaca fresca
- 3-5 cucharadas de aceite de oliva virgen
- 2 cucharadas de queso parmesano
- 3 dientes de ajo
- 2 cucharaditas de espirulina
- Pizca de sal
- 2 onzas de piñones, nueces de macadamia, almendras o nueces

INSTRUCCIONES:
a) Licúa todos los ingredientes.

70. Paté de espirulina

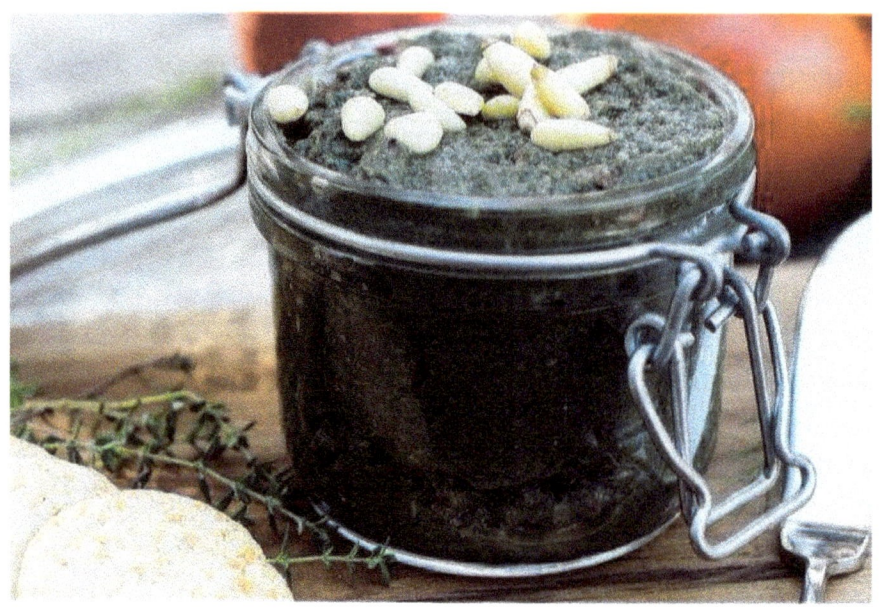

Rinde: 2 porciones

INGREDIENTES:
- Jugo de medio limón
- 1 cucharadita de salsa de soya
- 1 cucharada de aceite de oliva
- 1 diente de ajo machacado
- 1 cucharadita de espirulina

INSTRUCCIONES:
a) Mezclar la Spirulina con el ajo.
b) Agregue el jugo de limón y la salsa de soya, y mezcle bien con un tenedor. Agregue el aceite de oliva.
c) Servir sobre tostadas o galletas saladas con rodajas de tomate y cebolla.

71. Salsa Fresca y Espirulina

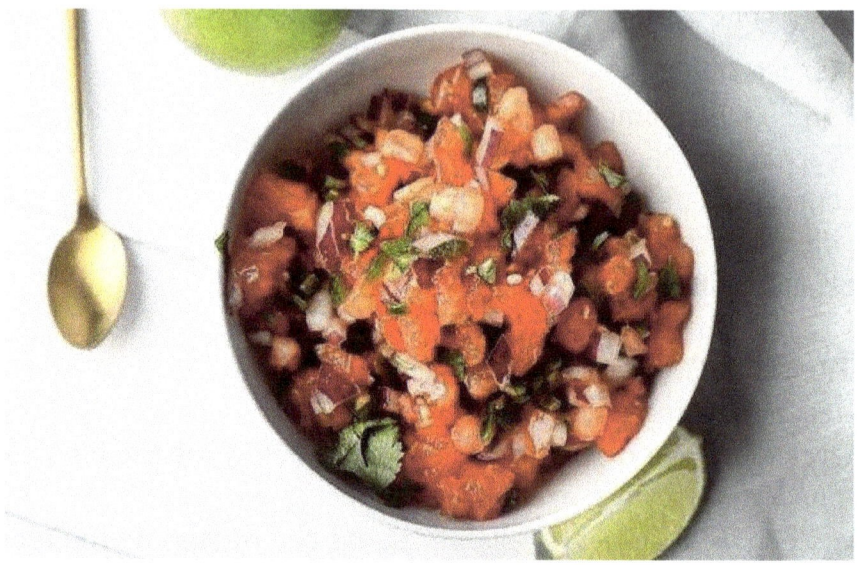

Rinde: 2 porciones

INGREDIENTES:
- ½ taza de cebolla finamente picada
- 2 dientes de ajo, picados
- 3 tomates Roma, pélalos y quítales las semillas. rebanado
- 1-2 chiles, elige tu tipo favorito.
- Un puñado de cilantro fresco picado
- 1 a 2 cucharadas de jugo de lima
- sal y pimienta

INSTRUCCIONES:
a) En un tazón, combine todos los ingredientes y revuelva bien.
b) Enfríe durante 2 horas en el refrigerador, para una infusión de sabor, antes de servir.

72. Aderezo para ensaladas de espirulina

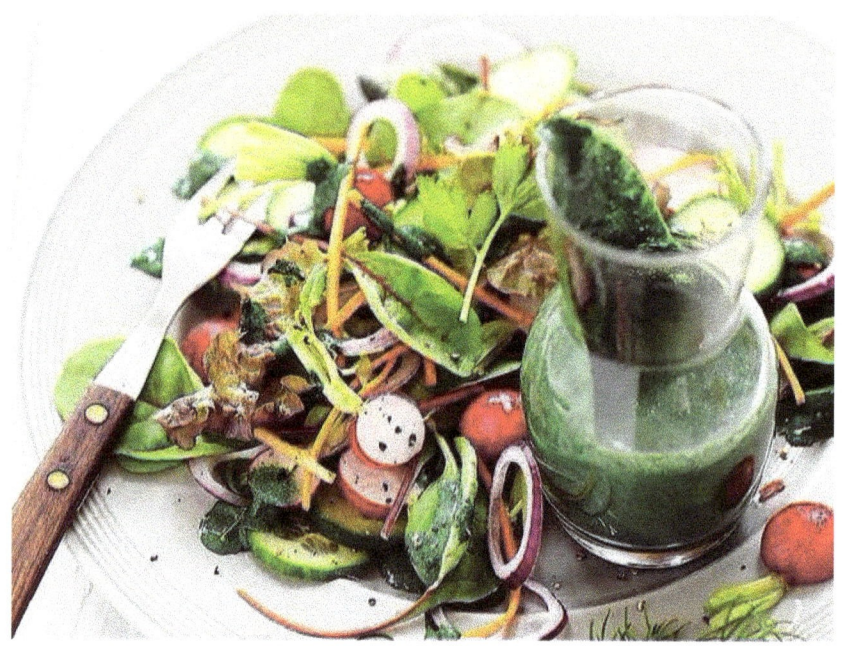

Rinde: 2 porciones

INGREDIENTES:
- 1 cucharada de Spirulina fresca
- 2 cucharadas de aceite de oliva
- Jugo de ½ limón
- pimienta de cayena al gusto

INSTRUCCIONES:
a) Juntar todos los ingredientes y mezclar.
b) Elige tu ensalada favorita y vierte el aderezo de Spirulina por encima.

BATIDOS Y CÓCTELES

73. limonada de sirena

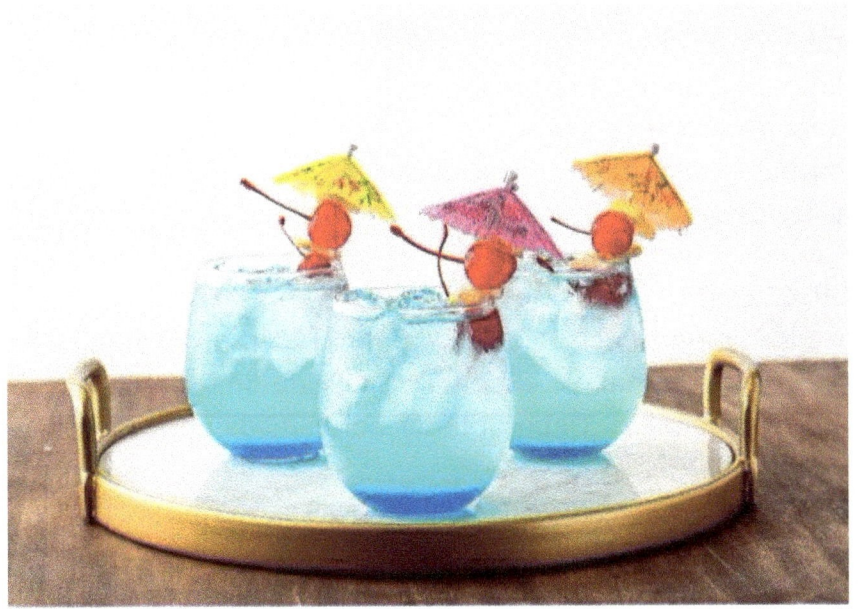

Hace: 5-6 tazas

INGREDIENTES:
- 4 tazas de agua
- 4 limones grandes, exprimidos
- ½ taza de sirope de agave
- 1 cucharadita de espirulina azul viva E3
- 1 pizca de sal

INSTRUCCIONES:
a) Lava los limones y córtalos por la mitad. Con un exprimidor de cítricos o con las manos, exprima el jugo de limón en un tazón, quitando las semillas. Debe obtener aproximadamente 1 taza de jugo de limón fresco.
b) Batir el néctar de agave con el jugo de limón hasta que esté bien combinado.
c) En una jarra grande, combine el agua, el jugo de agave/limón, la espirulina azul y una pizca de sal. Revuelva hasta que esté bien combinado y el polvo de espirulina se haya disuelto.
d) ¡Refrigerar o verter sobre hielo y disfrutar!

74. Tazón de batido azul

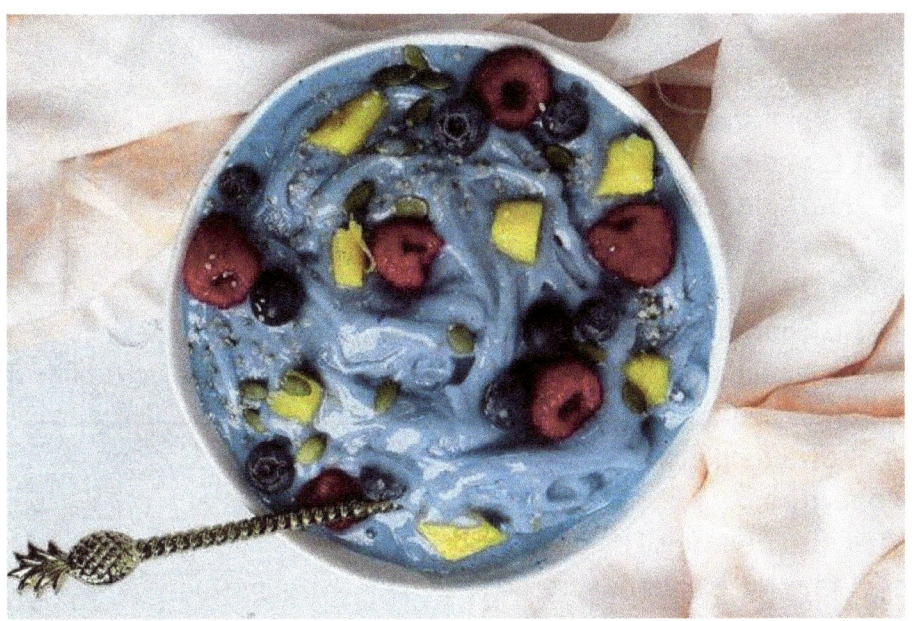

Rinde: 1 tazón de batido

INGREDIENTES:
- 1 ½ plátanos maduros, pelados y congelados
- 1 taza de mango fresco, congelado
- ½ taza de yogur de leche de coco
- ¼ taza de leche de almendras sin azúcar o leche de coco
- ¼ taza de jugo de naranja
- 1 cucharadita de ralladura de lima
- 2 a 3 cucharaditas de polvo de espirulina azul o polvo de flor de guisante azul
- ½ taza de hielo

Coberturas:
- ⅓ taza de Muesli Paleo de Bob's Red Mill
- ¼ taza de arándanos frescos
- 1 kiwi, pelado y en rodajas
- ¼ taza de mango fresco, pelado y picado

INSTRUCCIONES:
a) Agregue todos los ingredientes para el tazón de batido a una licuadora y mezcle hasta que quede suave.
b) Vierta el batido azul en un tazón y cubra con paleo muesli y fruta fresca.

75. Limonada de jengibre con espirulina azul

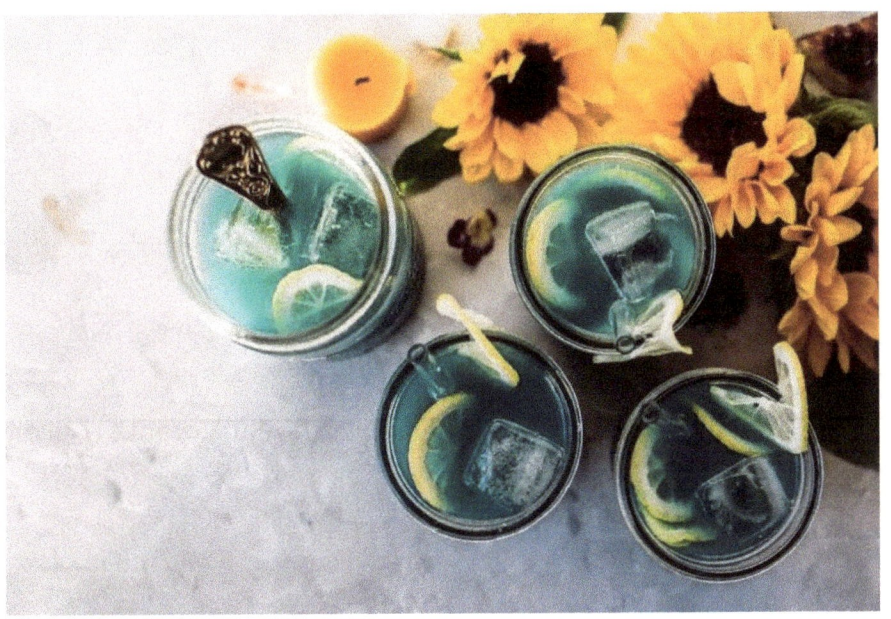

Rinde: 4-6 porciones

INGREDIENTES:
- 2 tazas de agua filtrada
- 1 taza de té de jengibre
- 2-4 limones
- 1 cucharada de espirulina
- Estevia al gusto
- 1 taza de hielo

INSTRUCCIONES:
a) Prepara tu té de jengibre.
b) Agregue agua, jugo de limón, leche azul, edulcorante y aceite de CBD.
c) ¡Agregue hielo y disfrute!

76. Cóctel de kéfir de tequila y coco

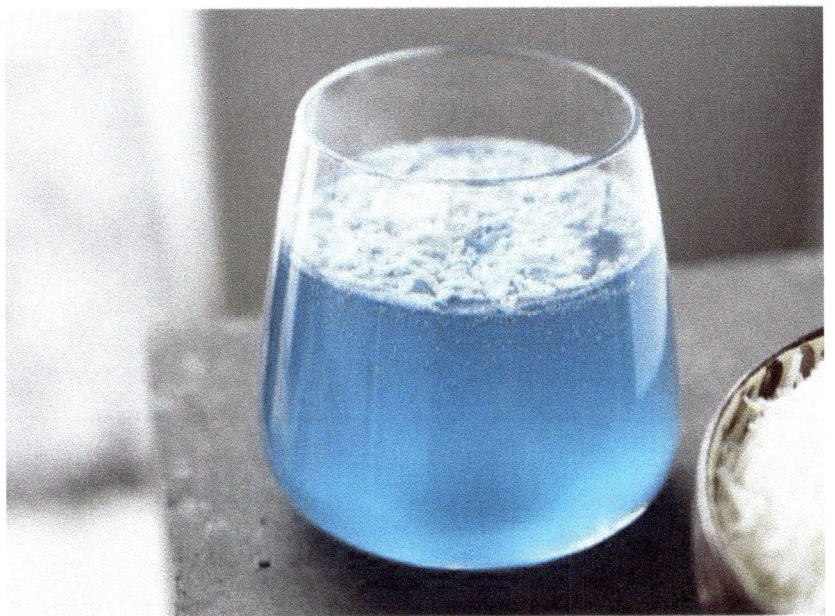

Hace: 1 porción

INGREDIENTES:
- 1 onza de tequila de coco
- ⅛ cucharadita de espirulina en polvo
- kéfir de agua de coco
- Coco rallado

INSTRUCCIONES:
a) En una copa de cóctel, disuelva ⅛ de cucharadita de polvo de espirulina con tequila de coco.
b) Agregue cubitos de hielo y cubra con kéfir de agua a su gusto.
c) Revuelva suavemente y espolvoree con virutas de coco.
d) Servir inmediatamente.

77. Acai Berry Espirulina Kombucha

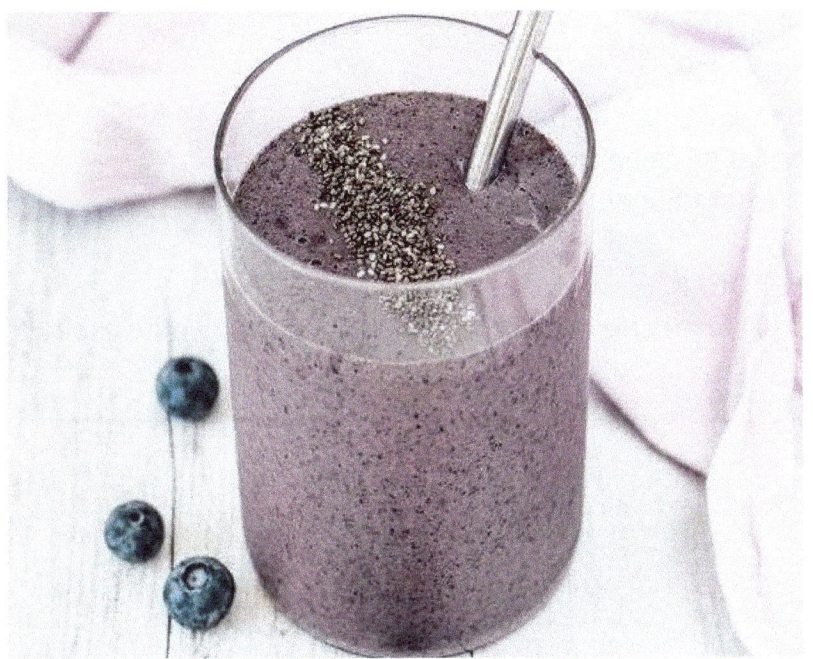

Hace: 1

INGREDIENTES:
- 4 onzas de jugo de bayas de açai
- 4 onzas de té negro kombucha
- ½ cucharadita de espirulina en polvo

INSTRUCCIONES:
a) En un vaso, mezcle el jugo, la kombucha y el polvo de espirulina y sirva.

78. Batido De Yogur De Espirulina

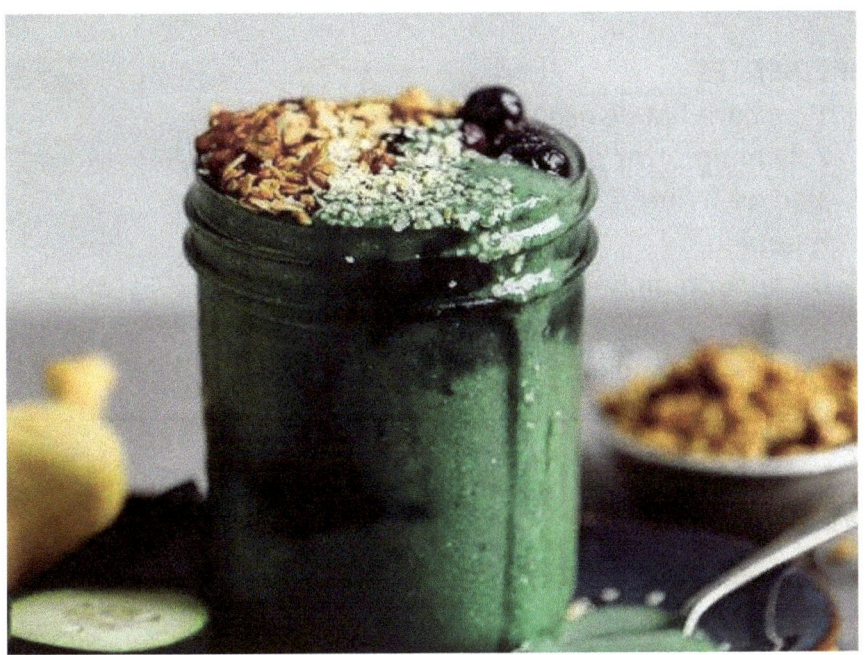

Marcas: 2

INGREDIENTES:
- 1 cucharadita de espirulina
- 2-3 centímetros de perilla de jengibre rallado
- jugo de ½ limón
- ½ pepino
- Un puñado de hojas de espinaca
- 1 taza de yogur
- ½ taza de arándanos congelados
- ½ taza de agua o más si es necesario

INSTRUCCIONES:

a) Licúa la espirulina con el yogur de hojas de espinaca y un poco de agua.

b) Luego agregue el pepino, los arándanos congelados, el jugo de limón y el jengibre a la mezcla y mezcle bien. Agrega más agua si es necesario.

c) Decora con un poco de granola.

79. Limonada Proteica De Espirulina

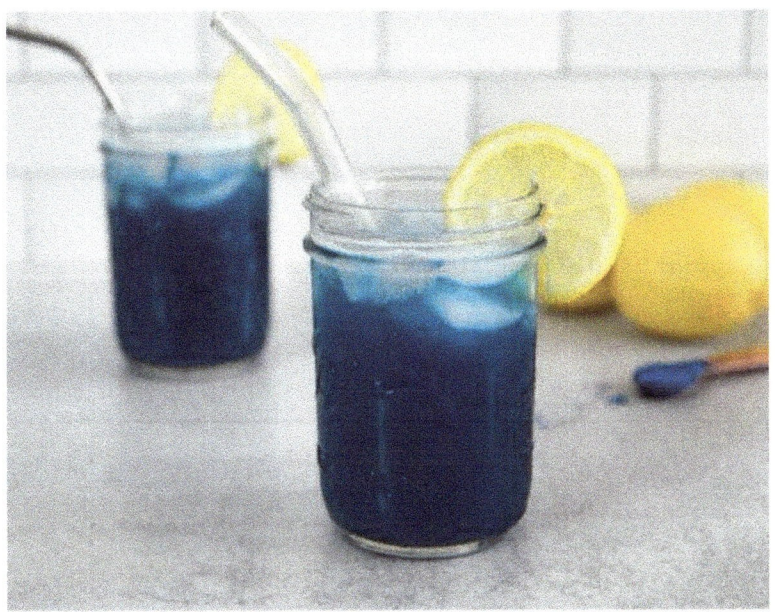

Rinde: 2 porciones

INGREDIENTES:
- 1 manzana
- 1 manojo de berros
- 1 lima, pelada
- 1 nectarina
- 1 pera
- 1 cucharada de espirulina en polvo

INSTRUCCIONES:
a) Simplemente ponga todos los ingredientes en su exprimidor.
b) Haga jugo y sirva en vasos bien fríos.

80. Jugo De Fruta Y Cilantro

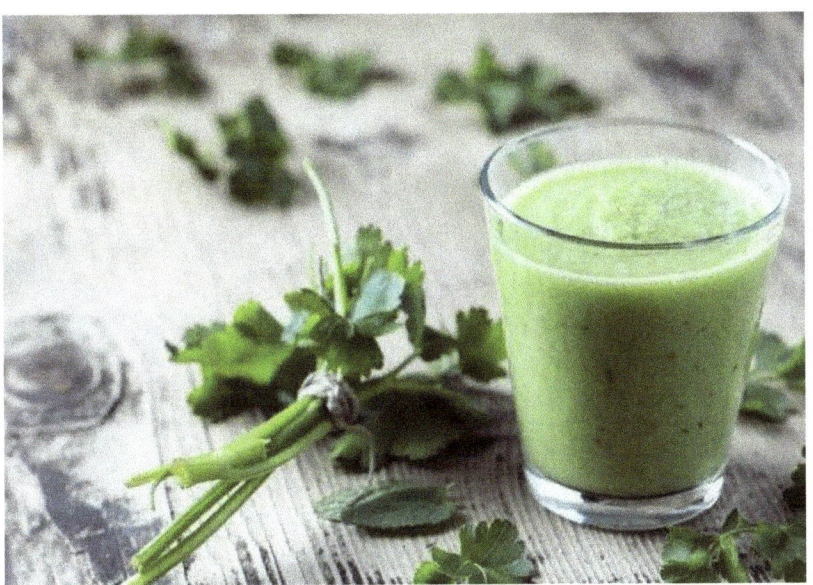

Rinde: 2 porciones

INGREDIENTES:
- 1 manojo de cilantro fresco
- 1 lima, pelada
- 1 pera, sin corazón
- 1 cucharadita de espirulina en polvo
- 2 manzanas Granny Smith, sin corazón
- 4 tallos de apio, picados

INSTRUCCIONES:
a) Haga jugos de apio, manzanas, peras, cilantro, lima y espirulina en su exprimidor eléctrico.

b) Divide el jugo entre dos vasos altos bien enfriados; servir inmediatamente.

81. Repollo Y Jugo De Naranja

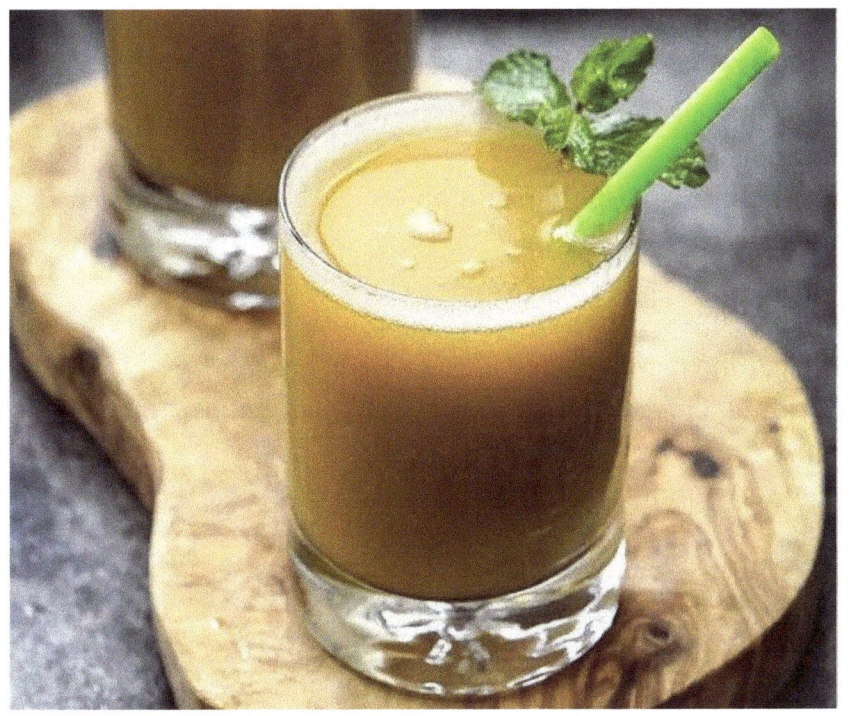

Rinde: 2 porciones

INGREDIENTES:
- 1 manzana verde
- 1 naranja
- 1 cucharadita de espirulina en polvo
- 4 hojas de col roja

INSTRUCCIONES:
a) Descorazona la manzana verde y pela la naranja.
b) Pasarlos a un exprimidor junto con el repollo y el polvo de espirulina.
c) Jugo y servir inmediatamente.

82. Batido De Papaya Y Espirulina

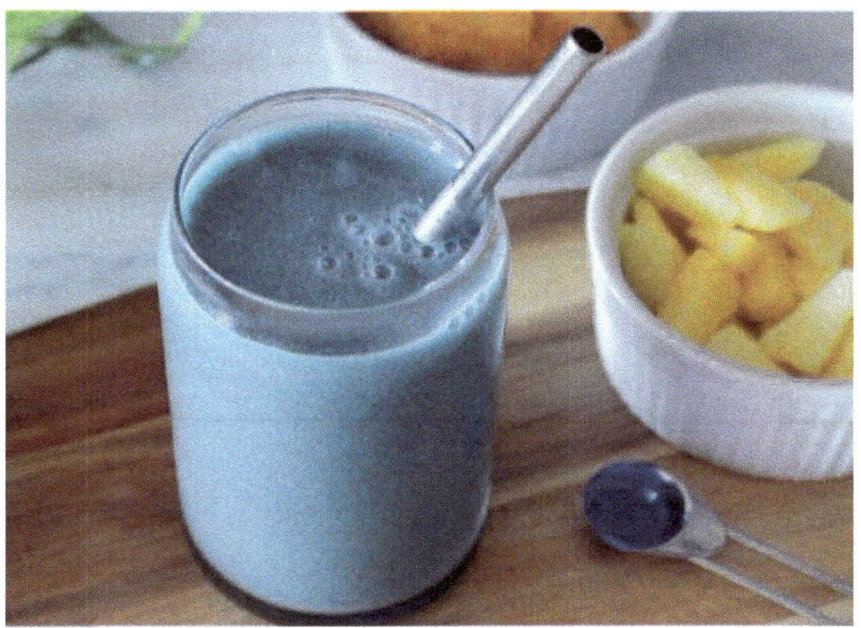

Rinde: 2 porciones

INGREDIENTES:
- 1 cucharadita de Spirulina fresca
- 1 papa fresca
- 1 jugo de lima
- ½ cucharadita de canela
- Hielo

INSTRUCCIONES:
a) Mezcle todos **LOS INGREDIENTES:** en una licuadora hasta que quede suave.
b) También puedes poner plátanos o fresas. ¡Disfrutar!

83. Mora Virgen Paloma

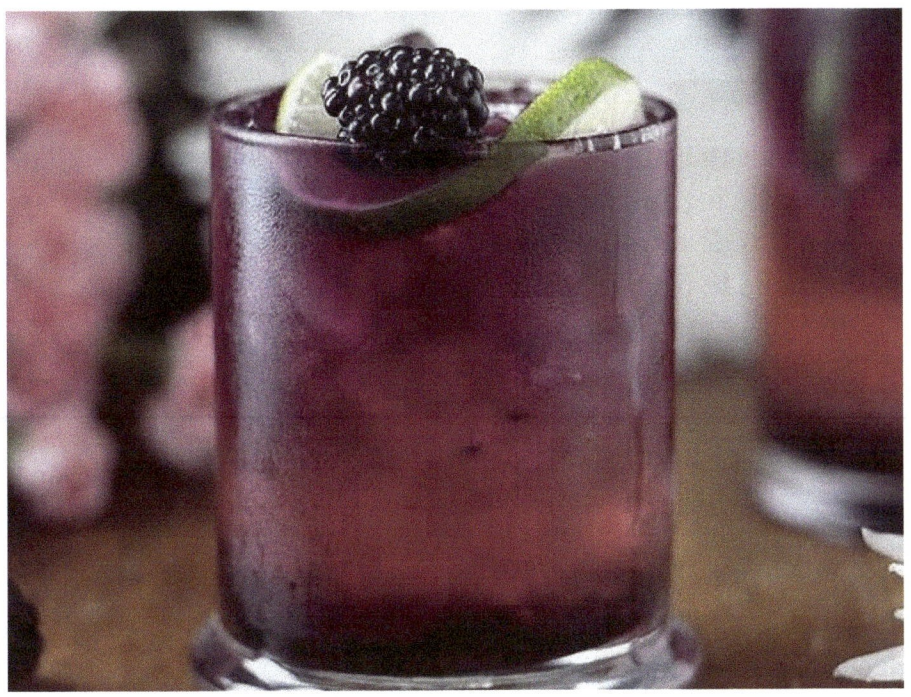

Rinde: 1 cóctel sin alcohol

INGREDIENTES:
- 3 moras
- 5 guiones Hella Bitters Bitters de chile ahumado
- ½ onza de jugo de lima recién exprimido
- 4-6 onzas de refresco de toronja
- 1 onza de té de espirulina, enfriado

INSTRUCCIONES:
a) En un vaso bajo de fondo grueso, triture las moras. Agregue amargos y un chorrito de jugo de lima.
b) Cubra las bayas y los amargos con una capa de hielo picado. Esto evitará que las semillas de las bayas floten en la bebida.
c) Llene el vaso con hielo y cúbralo con refresco de toronja frío.
d) Agregue una onza de espirulina enfriada para darle color, si lo desea. Decorar con lima y moras.

84. Espirulina Manzanilla Kéfir

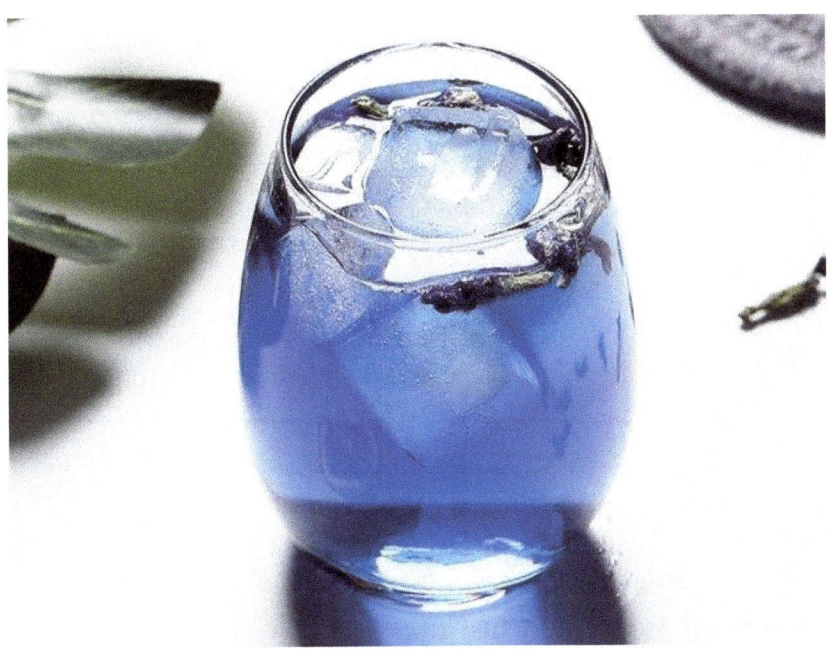

Rinde: 4 tazas

INGREDIENTES:
- 2 cucharaditas de espirulina en polvo
- 8 piezas de jengibre confitado
- 3 ramitas de menta fresca, machacada
- 1 cucharadita de flores de manzanilla secas

INSTRUCCIONES:
a) Hacer el primer fermento y dejar la jarra en un lugar cálido durante 24-48 horas.
b) Cuele los granos y agregue los ingredientes a la botella verde con tapa giratoria con el primer kéfir de agua fermentado.
c) Selle la botella con tapa giratoria y déjela en un lugar cálido durante 24 horas para el segundo fermento.
d) ¡Abre lentamente, cuela y disfruta!

85. Latte de té de espirulina

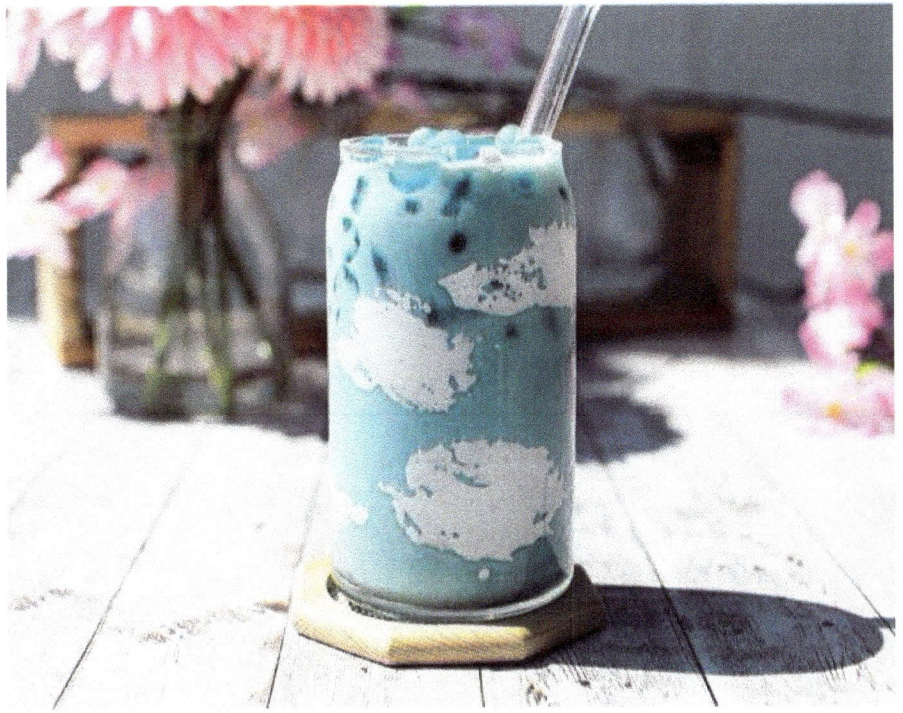

Hace: 4

INGREDIENTES:
- 1 cucharadita de té de flor de guisante azul
- 8 onzas de agua
- ½ taza de leche
- 1 cucharadita de miel

INSTRUCCIONES:
a) Agregue hojas de té sueltas en un infusor.
b) Vierta una taza de agua caliente.
c) Deje reposar durante 5 minutos. No te excedas.
d) Cocine al vapor la leche.
e) Vierta el agua caliente en una taza.
f) Vierta la leche encima.
g) Cubrir con un chorrito de miel.

86. Batido de bayas de coco verde

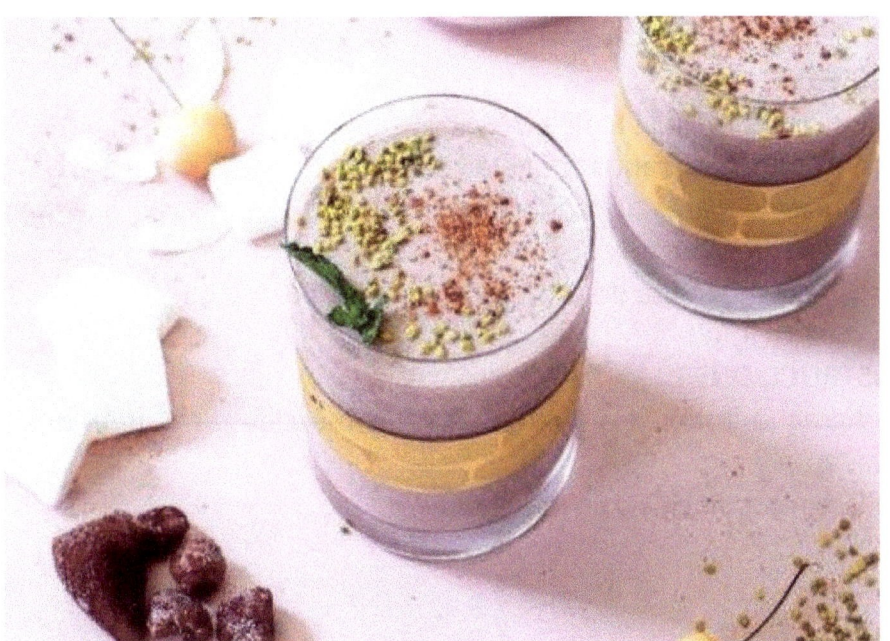

Marcas: 2

INGREDIENTES:
- 1 taza de trozos de piña fresca
- 1 taza de arándanos congelados
- 1 taza de trozos de mango congelado
- ½ taza de agua de coco
- ¼ de cucharadita de proteína de espirulina

INSTRUCCIONES:
a) Agregue todos los ingredientes y mezcle hasta que quede suave.
b) Decorar con chía y coco rallado.

87. Batido De Papaya Y Espirulina

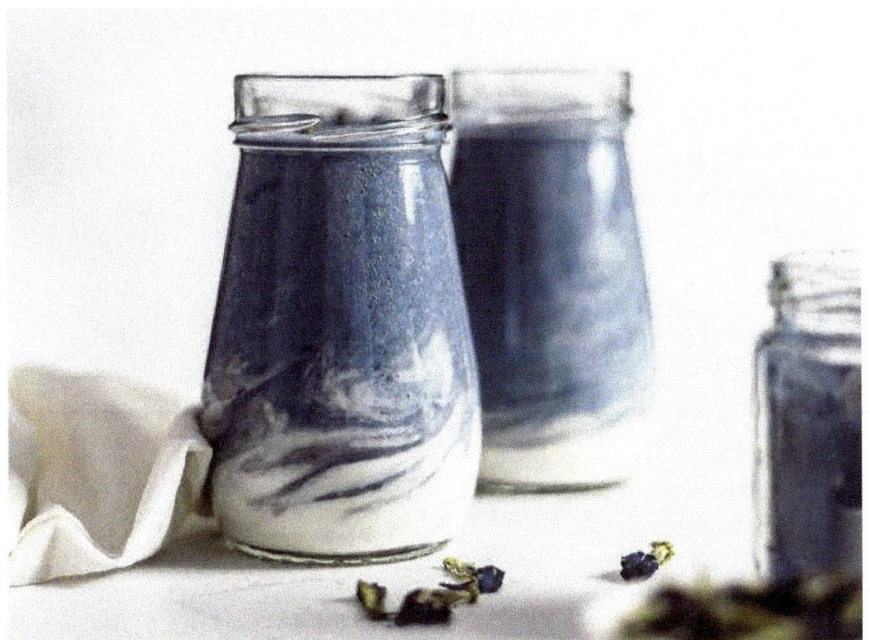

Rinde: 2 porciones

INGREDIENTES:
- 1 cucharadita de espirulina en polvo
- 1 papa fresca
- 1 jugo de lima
- ½ cucharadita de canela
- Hielo

INSTRUCCIONES:
c) Mezcle todos los ingredientes en una licuadora hasta que quede suave.
d) ¡Disfrutar!

88. Batido De Espirulina Y Aguacate

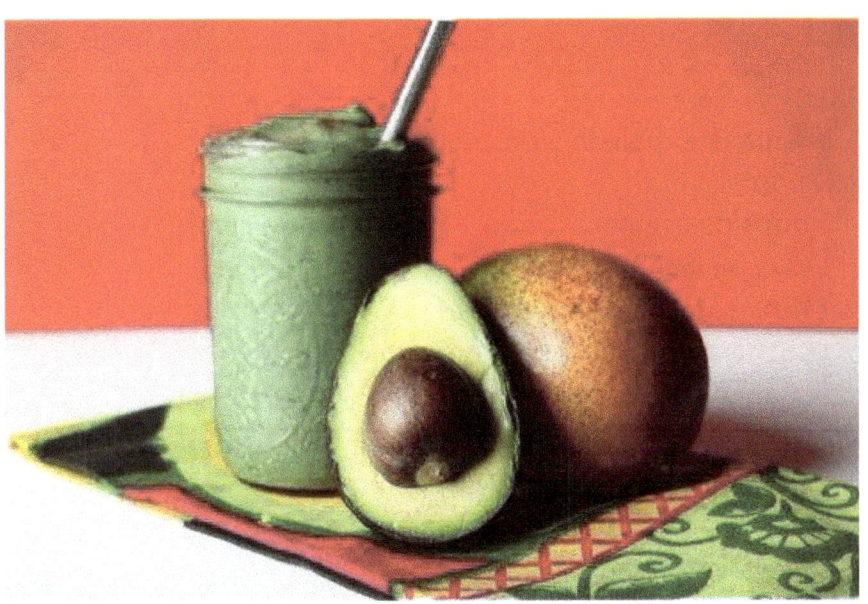

Hace: 3

INGREDIENTES:
- ½ aguacate, pelado y en cubos
- ⅓ pepino
- 2 tazas de espinacas
- 1 taza de leche de coco
- 1 taza de leche de almendras
- 1 cucharadita de espirulina en polvo
- ½ jugo de lima
- ½ cucharada de proteína de vainilla en polvo
- ½ cucharadita de semillas de chía

INSTRUCCIONES:
a) Licúa la pulpa del aguacate con el pepino y el resto de los ingredientes en una licuadora hasta que quede suave.
b) Atender.

89. Batido de espirulina de puerros

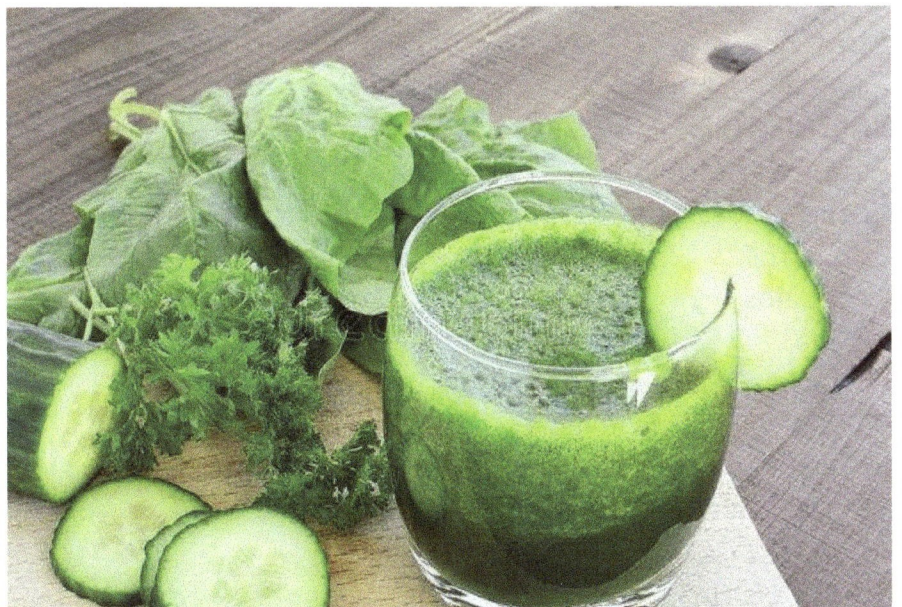

Marcas: 2

INGREDIENTES:
- 1 taza de brócoli
- 2 cucharadas de mantequilla de anacardo
- 2 puerros
- 2 pepinos
- 1 lima
- ½ taza de lechuga
- ½ taza de lechuga de hoja
- 1 cucharadas de espirulina
- 1 taza de hielo picado

INSTRUCCIONES:
a) Combinar en una licuadora .
b) servir _

90. Batido De Cacao Y Espirulina

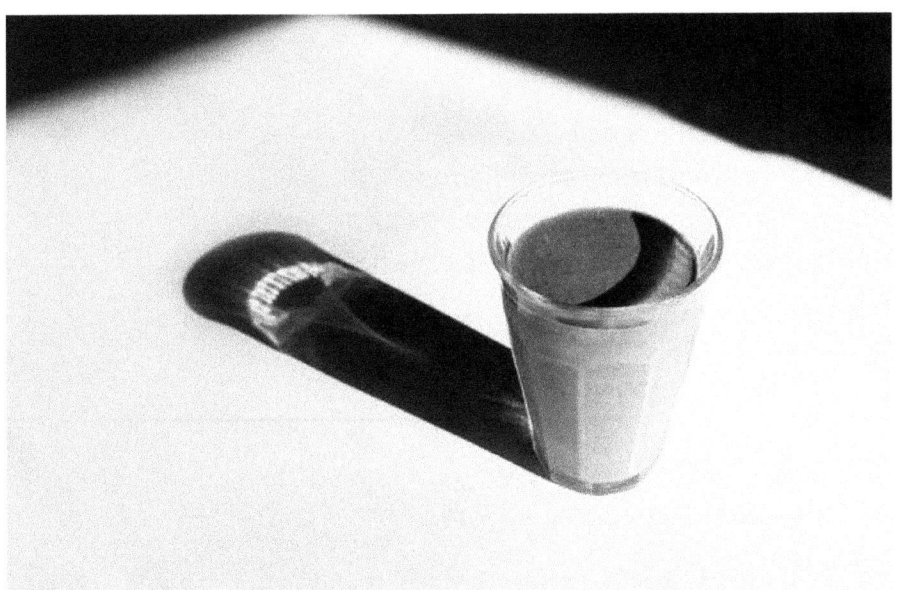

Marcas: 2

INGREDIENTES:
- 2 tazas de espinacas
- 1 taza de arándanos, congelados
- 1 cucharada de cacao en polvo oscuro
- ½ taza de leche de almendras sin azúcar
- ½ taza de hielo picado
- 1 cucharadita de miel
- 1 cucharada de polvo de espirulina

INSTRUCCIONES:
a) Combinar en licuadora
b) Atender

91. batido de espirulina

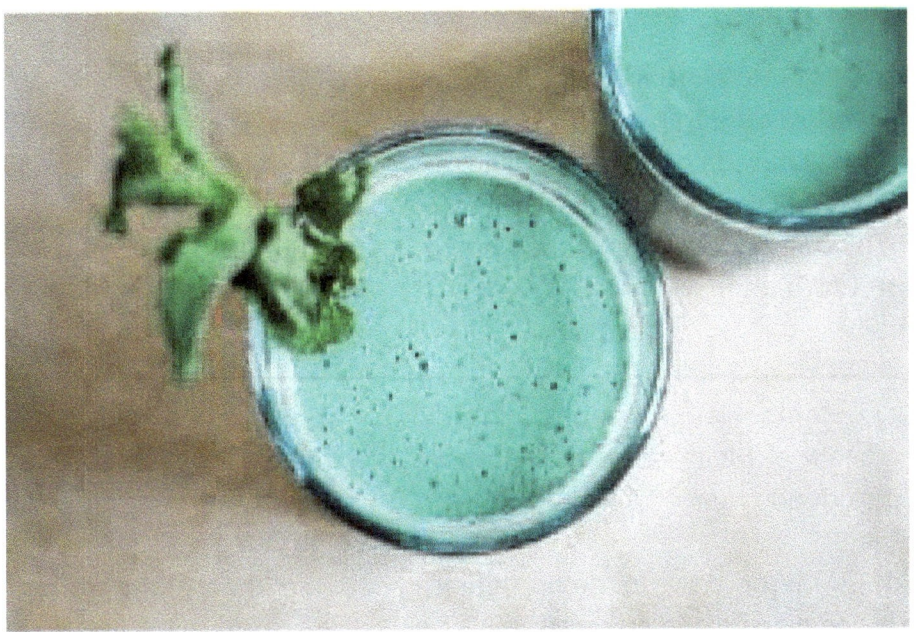

Rinde: 4 porciones

INGREDIENTES:
- ¾ taza de almendras
- ¾ taza de dátiles sin hueso
- 1 cucharada de espirulina
- 3 tazas de agua filtrada
- ½ cucharadita de maca en polvo
- 1 taza de hielo

INSTRUCCIONES:
a) Combine las almendras, los dátiles, la espirulina, el agua, la maca y el hielo en su licuadora de alta velocidad y mezcle hasta que quede suave. Agregue el hielo y mezcle hasta que se mezcle bien.

b) Es mejor servirlo de inmediato, pero se mantendrá durante varios días en el refrigerador.

92. Espirulina y jengibre batidos

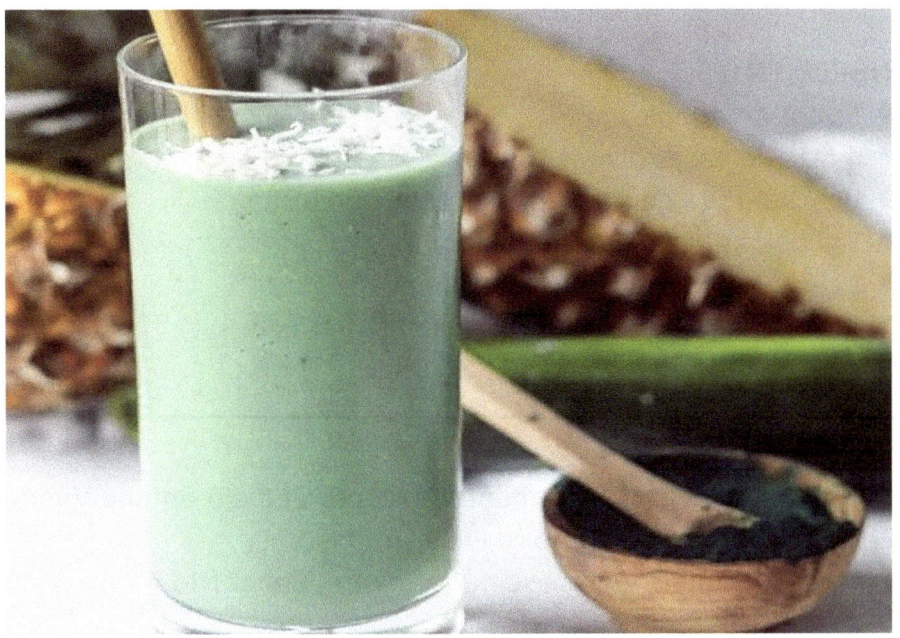

Marcas: 2

INGREDIENTES:
- 1 pera Anjou, picada
- ¼ taza de pasas blancas o moras secas
- 1 cucharadita de raíz de jengibre recién picada
- 1 puñado grande de lechuga romana picada
- 1 cucharada de semillas de cáñamo
- 1 taza de té de espirulina sin azúcar, enfriado
- 7 a 9 cubitos de hielo

INSTRUCCIONES:
a) Coloque todos los ingredientes excepto el hielo en una Vitamix y procese hasta que quede suave y cremoso.
b) Agregue el hielo y procese nuevamente. Beber frío.

93. Limonada De Espirulina

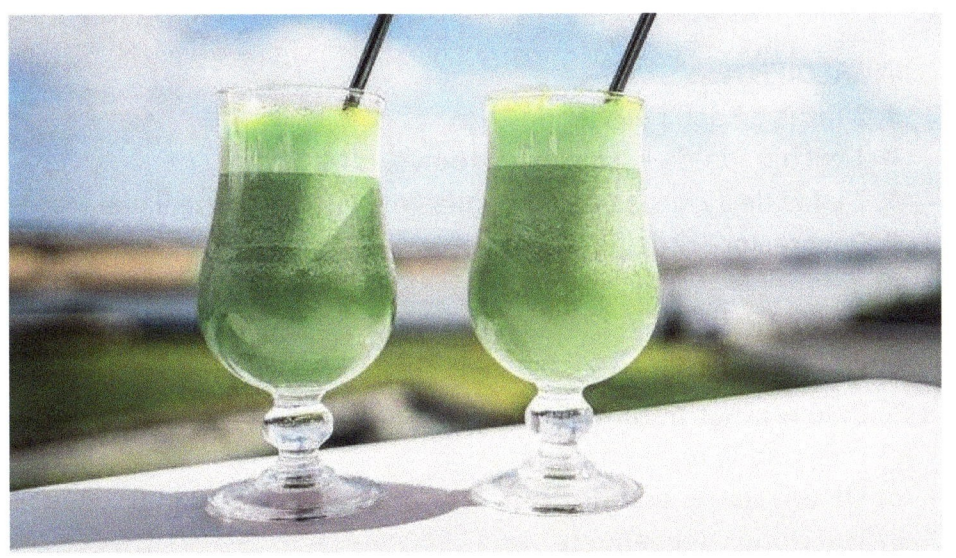

Rinde: 20 porciones

INGREDIENTES:
- 2 tazas de agua hirviendo
- 1 cucharada de espirulina en polvo
- 2 latas de 12 onzas de limonada concentrada congelada
- Decoración: rodajas de lima

INSTRUCCIONES:
a) En una tetera, combine el agua hirviendo y la espirulina.
b) Deje reposar durante 10 minutos.
c) Deja que el té se enfríe un poco.
d) En una jarra grande, prepare limonada congelada según las instrucciones del paquete .
e) Agregue el té de espirulina; cubra y enfríe. Adorne con rodajas de lima.
f) Guarde el jugo rojo de los frascos de cerezas al marrasquino. Revuelva un poco en el ponche, la limonada, el ginger ale o la leche para obtener una bebida dulce y rosada que a los niños les encantará.

94. Batido de chispas de chocolate y menta

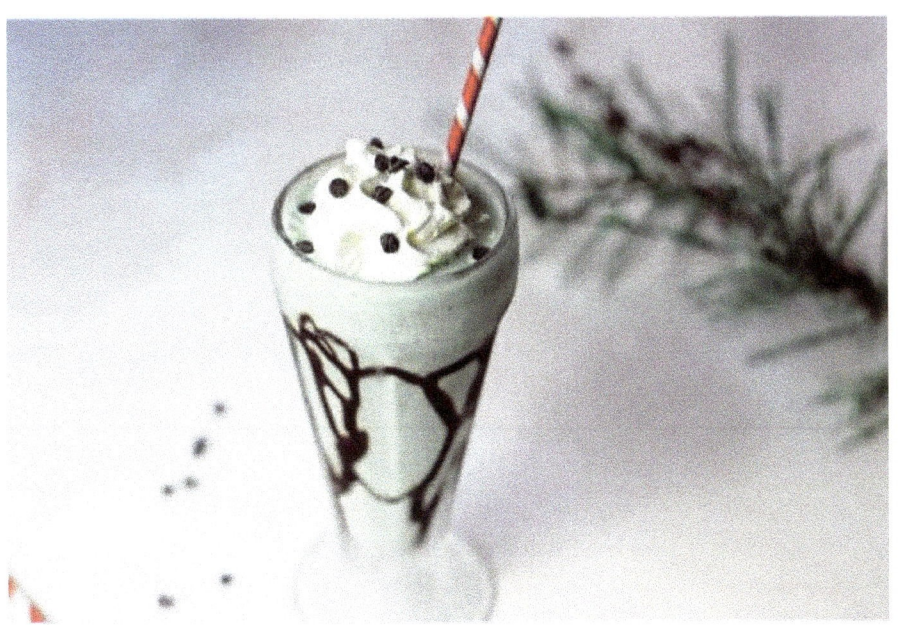

Marcas: 2

INGREDIENTES:
- 2 cucharadas de proteína de chocolate en polvo
- 12 onzas de espirulina con sabor a menta
- 1 cucharada de cacao crudo en polvo
- 1 cucharada de nibs de cacao
- 3 cubos de hielo

INSTRUCCIONES:
a) Eche todos los ingredientes en una licuadora durante 30-60 segundos.

95. Batido de aguacate , espirulina y vainilla

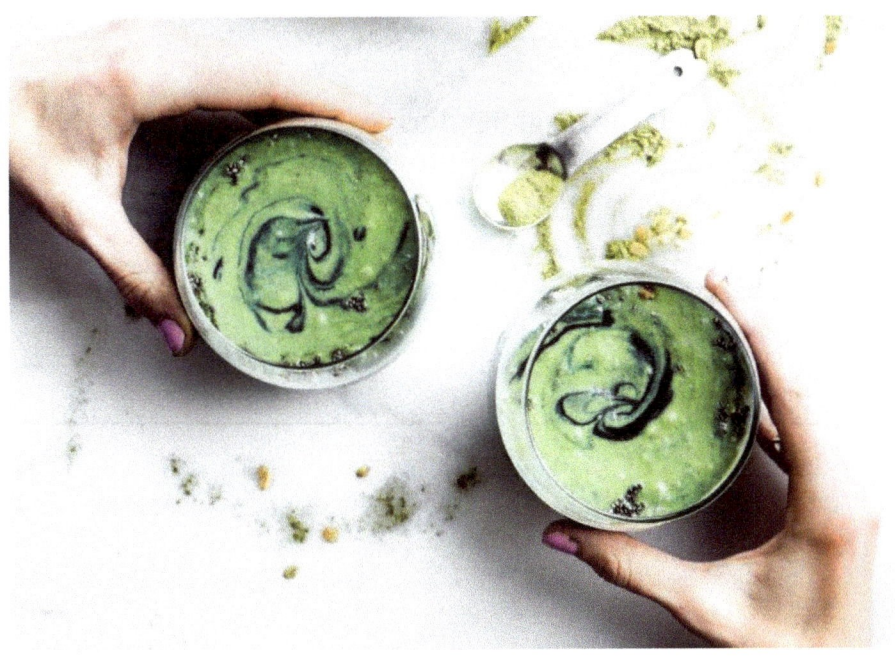

Marcas: 2

INGREDIENTES:
- 1½ tazas de leche de almendras
- 2 cucharadas de proteína de vainilla en polvo
- ¼ de cucharadita de extracto de vainilla
- ½ aguacate sin hueso y pelado
- 2 cucharaditas de espirulina en polvo
- 1 puñado de espinacas

INSTRUCCIONES:
a) Mezclar hasta que esté suave.
b) Pruebe y ajuste el hielo o los ingredientes si es necesario.

96. Espirulina Y Coco

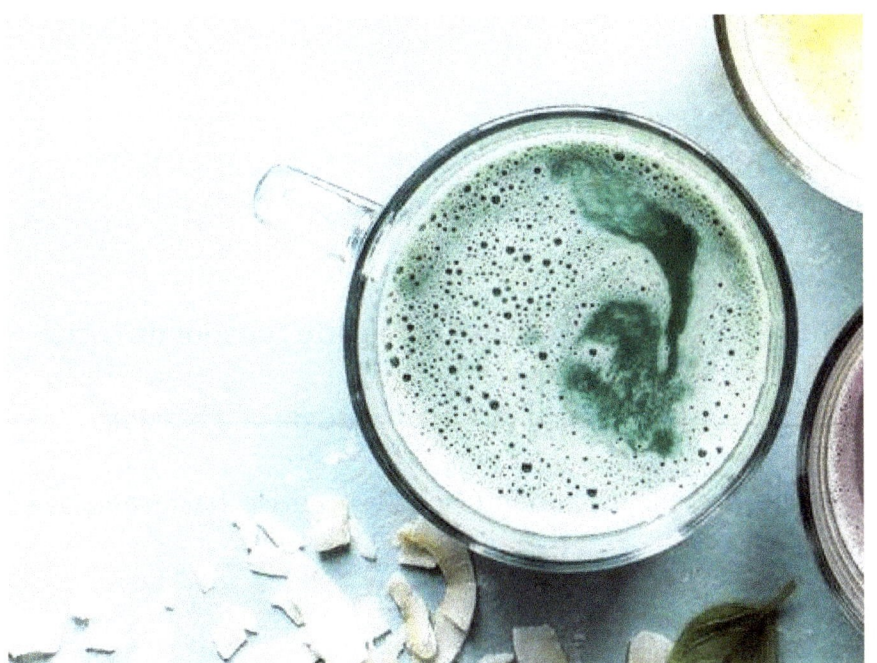

Marcas: 2

INGREDIENTES:
- Hielo + leche de coco
- 1 cucharada de yogur frappé
- 1 mini scoop de Spirulina en polvo

INSTRUCCIONES:
a) Llene la taza con hielo, al nivel de la parte superior de la taza
b) Vierta la leche sobre el hielo
c) Verter el contenido de la taza en el vaso de una batidora
d) Añadir frappe y Spirulina
e) Coloque la tapa firmemente y luego mezcle hasta que quede suave.

97. de espirulina y fresa

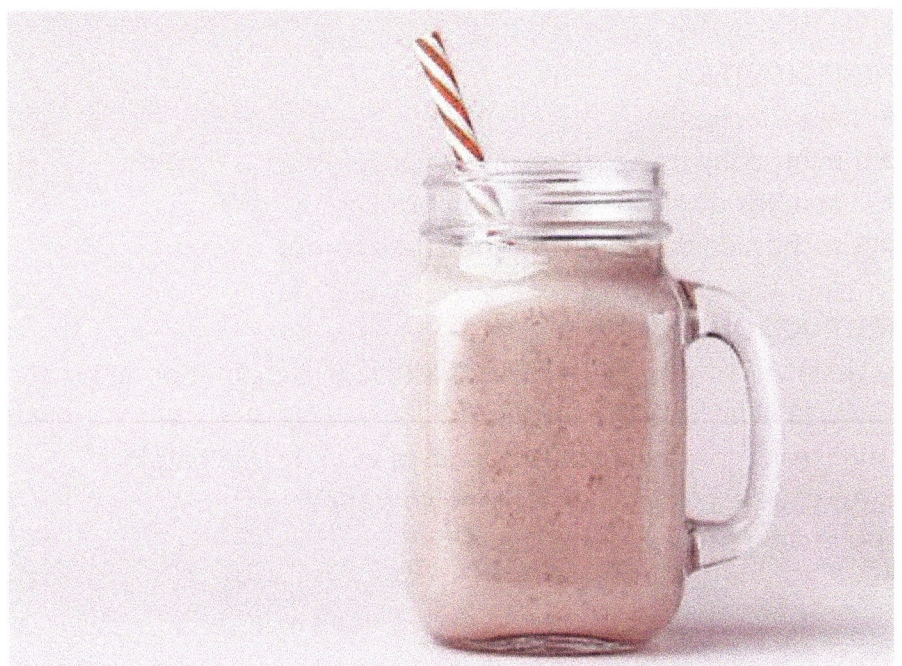

Marcas: 2

INGREDIENTES:
- hielo + leche
- 1 mini scoop de Spirulina en polvo
- 2 bombas de sirope de fresa sin azúcar
- 1 cucharada de Frappe de chocolate blanco

INSTRUCCIONES:
a) Llene la taza con hielo, nivele hasta la parte superior de la taza
b) Vierta la leche sobre el hielo
c) Verter el contenido de la taza en el vaso de una batidora
d) Agregue espirulina, jarabe y polvo frappe
e) Mezclar hasta que esté suave

98. Batido De Yogur De Espirulina

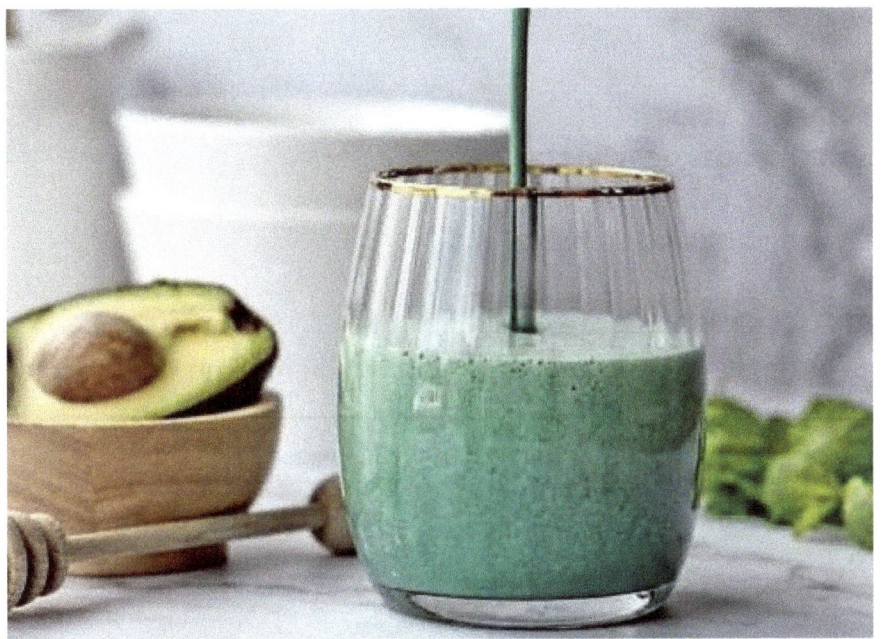

Marcas: 2

INGREDIENTES:
- ½ taza de yogur
- 2 cucharadas de miel o azúcar
- ½ taza de cubitos de hielo
- 1 cucharadita de Spirulina

INSTRUCCIONES:
a) Solo tienes que poner todos los ingredientes en la licuadora y mezclarlos.

99. Batido de frutas de espirulina

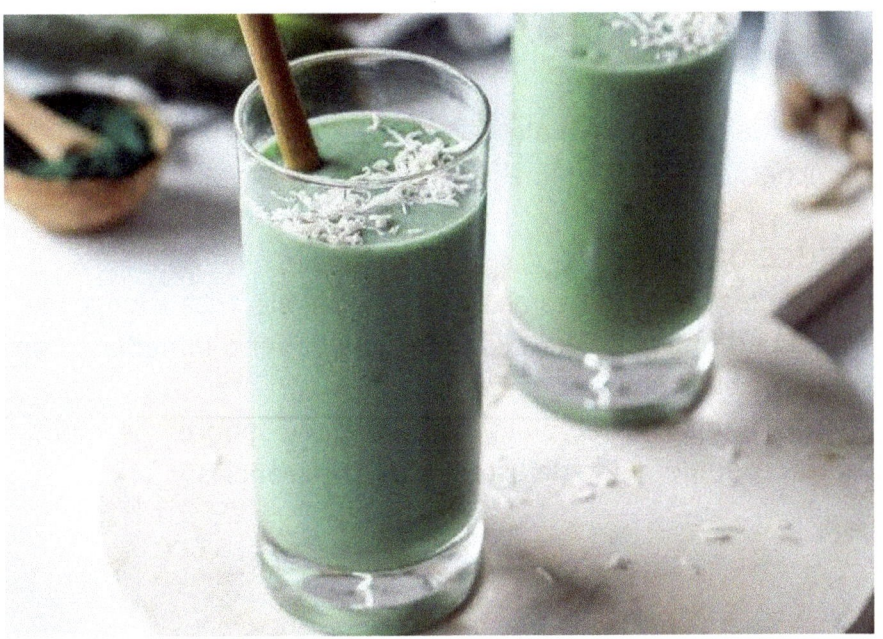

Marcas: 2

INGREDIENTES:
- ¼ de taza de bayas
- ½ taza de yogur
- ½ taza de cubitos de hielo
- 1 cucharadita de Spirulina

INSTRUCCIONES:
a) Mezcle los ingredientes en una licuadora eléctrica y luego vierta la mezcla en una clase alta. Es preferible beberlo inmediatamente después de su preparación.
b) Puede agregar kiwis, plátanos, mangos y sabores de menta o jengibre, todo depende de usted y sus preferencias.

100. Leche de espirulina verde azulada

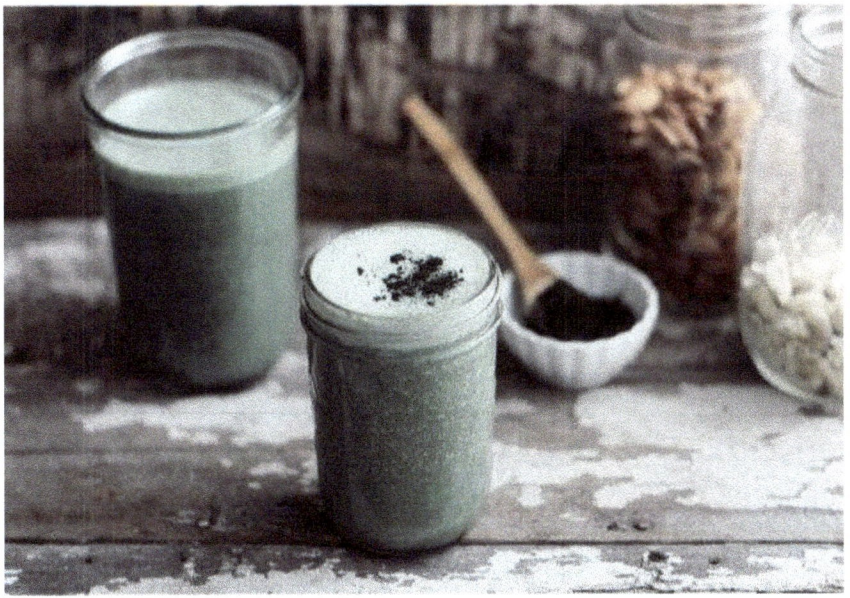

Rinde: 4 porciones

INGREDIENTES:
- 2 cucharadas de espirulina, orgánica y en polvo
- 2 tazas de agua filtrada
- ½ taza de anacardos crudos
- ½ taza de almendras crudas
- 3 dátiles sin hueso
- ½ cucharadita de extracto de vainilla
- pizca de sal marina

INSTRUCCIONES:
c) Remoje los anacardos y las almendras durante al menos 2 horas en el agua y deseche el agua después de remojar.
d) Mezcle todos los ingredientes en una licuadora hasta que quede suave. Enfriar antes de disfrutar.
e) Se conserva durante 2-3 días en la nevera.

CONCLUSIÓN

El libro de cocina con espirulina es imprescindible para cualquier persona que quiera mejorar su salud y sus niveles de energía con el poder de la espirulina. Con recetas fáciles de seguir e información completa sobre este superalimento, este libro de cocina lo ayudará a aprovechar al máximo este ingrediente lleno de nutrientes en su vida diaria. Si usted es un cocinero consciente de la salud o simplemente está buscando nuevas recetas deliciosas para probar, este libro de cocina seguramente se convertirá en un elemento básico en su cocina.

¡Estas recetas divertidas, coloridas y deliciosas con espirulina son simplemente mágicas! Pero la espirulina es más que una forma divertida de agregar emoción visual a sus platos. También tiene un montón de beneficios para la salud. La espirulina está repleta de nutrientes, es antiinflamatoria, puede reducir la presión arterial y mucho más.

Ahora, la espirulina por sí sola es más un gusto adquirido. Pero no se preocupe, es bastante fácil enmascarar su sabor y estas recetas son la mejor manera de comenzar con la espirulina.

Ingram Content Group UK Ltd.
Milton Keynes UK
UKHW020625210623
423802UK00010B/76